「腸と脳」の科学

脳と体を整える、腸の知られざるはたらき

坪井貴司　著

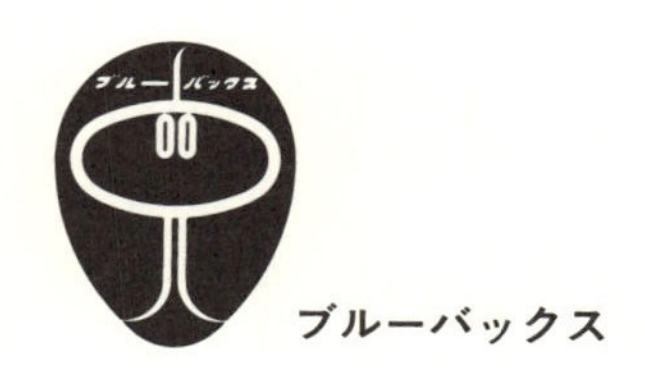

ブルーバックス

カバー装幀／五十嵐徹（芦澤泰偉事務所）
カバーイラスト／平田利之
本文・目次デザイン／二ノ宮匡（nixinc）
本文図版／アトリエ・プラン

はじめに

ぐっすりと眠れず、疲れが残っている朝。新聞を読んでいると、「腸内環境を整えて、睡眠の質を改善し、日常生活の疲労感を軽減！」とのメッセージが書かれた乳酸菌飲料の広告が目に飛び込んできます。朝食を食べながらテレビを眺めていたら、今度は「腸内環境を改善して、加齢に伴い低下する記憶力をサポート」というヨーグルトのコマーシャルが流れてきました。仕事の休憩時間には、会社の同僚と「最近、お腹の調子が悪くてさ」「腸活には○○がいいらしいよ」と話がはずみます。スマートフォンを取り出してネットサーフィンをすれば、「腸活」をテーマにした特集記事や、腸内環境を調べる検査の広告が目に止まります。私たちは毎日、腸内環境と健康に関する情報をさまざまな場所で見聞きしています。

ただし、「腸活によって腸内環境を整えることが、健康を維持するのに大切」ということはよく聞くけれど、腸がどのように全身に作用し、健康に寄与しているのか、そのメカニズムを詳しく説明できる方はあまりいないのではないでしょうか？

全身の臓器の中でも「腸と脳」が密接に情報をやり取りし、お互いに影響を及ぼすことで、私たちの心身の状態を調節しているしくみは、「脳腸相関（のうちょうそうかん）（中でも腸から脳へ情報を伝えるしくみについては、腸脳相関）」と呼ばれています。近年、このしくみが、分子および細胞レベルで少しずつ明らかになってきました。じつは、世界中の研究者たちが注目してしのぎを削っているホットな研究対象の一つなのです。

なぜなら、脳腸相関の要となる腸内環境の乱れは、便秘や下痢といった腸疾患だけでなく、糖尿病や肥満、そしてアルツハイマー型認知症などさまざまな病気の原因となり、こうした病気を悪化させることもわかってきたからです。

ご存じのとおり現代の日本人は、世界でも屈指の平均寿命の長さを誇ります。ですが、健康寿命（健康上の問題がなく日常生活を送れる期間）は、平均寿命よりも約10年短くなっています。その原因は、がんや糖尿病、肥満そしてアルツハイマー型認知症などです。脳腸相関のしくみを明らかにすることは、現代の日本人の健康寿命を延ばすために必要不可欠なことだと考えられているのです。

そこで本書では、第1部で、なぜ腸と脳が連絡を取り合っていることがわかったのか、腸の中に存在するミクロな生き物たち（「腸内マイクロバイオータ」と呼ばれます）が、脳腸相関で重要なはたらきを担っていることを解説します。第2部では、最近の研究からわかってきた腸と睡眠、記憶、精神疾患・神経疾患や発達障害、そして食欲と肥満との関係を紹介しましょう。そして第3部では、著者の専門分野である生理学、神経科学の最新研究で明らかになってきた、より詳しい脳腸相関のしくみや、腸が脳以外のさまざまな臓器とも情報をやり取りしていることをお話しします。

本書は、脳腸相関に興味のある方だけでなく、いつまでも健康でいたいと考えている方々を対象にしています。第1部から順番にお読みいただければ、腸と脳の関係の全体像が見えてくるかと思います。一方で、まずは目次やプロローグに目を通していただき、気になる箇所からお読みいただいても構いません。脳腸相関のしくみは、しばしば複雑で数多くの「役者」が登場してきます。図や表を入れてできるだけかみ砕いて説明するよう心がけましたが、それでもわかりにくい場合は、章末のまとめにポイントを記しましたので、その大枠だけ理解していただくのでも問題ありません。

脳腸相関のしくみが破綻することで私たちの体にどのような影響が及ぶのか、破綻を未然に防ぐ方法などについて、読者の皆さんに理解いただけたら幸いです。そして、腸の機能の大切さを考えるきっかけになれば、著者としてはこの上ない喜びです。

それでは、「腸と脳がおしゃべり」している姿を眺める旅へ出かけましょう!

『「腸と脳」の科学』目次

第1部　脳腸相関とは何か……22

第1章　「腸と脳」のつながり……24

第7章 腸と食欲・肥満の関係

第3部 腸のブラックボックスを解き明かす……186

第8章 腸の中では何が起きているのか？……188

第9章 腸からさまざまな臓器へ……206

プロローグ 「腸と脳」Q＆A

本書では、腸と脳のつながりを意味する「脳腸相関」に関する最新研究を紹介していきます。はじめに、よく聞かれる質問について簡単にまとめてみました。それぞれの質問に関するトピックが何章に書いてあるかも示しましたので、ご興味あるところからお読みいただいても構いません。

Q01 腸内環境は、人によって違うのでしょうか？ 食事以外の影響で変わることはあるのでしょうか？

・腸内環境はおもに腸内細菌叢（本書では「腸内マイクロバイオータ」と呼んでいます）の組成によって決まります。生まれてくるときに母親の産道や皮膚などに触れ、環境中に存在する細菌を体内に取り込むことで、腸内マイクロバイオータが形成されていきます。そのため、**国籍や年齢、個人によってその組成が違います**。ヒトの大腸には、５００〜１０００種類もの腸内マイクロバイオータが存在するといわれています。→第2章

・腸内マイクロバイオータの組成は、摂取する食事の内容によって大きく影響を受け変化しますが、**ストレスや睡眠障害、薬の影響でも変化する**ことが明らかになっています。→第2、3、10章

Q02 最近、スーパーなどで「睡眠の質を改善する」といった宣伝文句の乳酸菌飲料やサプリなどを見かけます。乳酸菌と睡眠が関係するのはなぜでしょうか。睡眠と腸の関係について知りたいです。

・マウスの腸内マイクロバイオータ（乳酸菌なども含まれる）を除去すると、睡眠の質が低下することが報告されています。そのため、**睡眠の質に腸内マイクロバイオータの組成が重要**ではないかと考えられます。↓第3章

・**睡眠障害によって、ヒトでも腸内マイクロバイオータの組成が変化**することがわかってきました。この腸内マイクロバイオータの組成の変化が、肥満や糖尿病も引き起こす可能性があります。↓第3章

・**「機能性表示食品」や「特定保健用食品」「栄養機能食品」は、薬ではなくその機能性について表示がされている「食品」**です。これらの健康食品が、どのような審査基準で機能性が表示されているのかは、消費者自身が確認して、利用するかどうかを判断する必要があります。↓第10章

Q03 腸内環境を整えることで、記憶力が向上することなんてあるのですか?

・**腸内マイクロバイオータがまったくいないマウス（無菌マウス）では、記憶や情動を司る海馬や扁桃体の機能維持に不可欠な脳由来神経成長因子の産生が低下**していることが報告されています。このことから、腸内マイクロバイオータが脳機能に何らかの影響を及ぼしている可能性が考えられます。↓第2章

・ヒトでは、認知症の発症により、腸内マイクロバイオータの組成が大きく変化します。小規模の研究ですが、**ビフィズス菌の摂取によって、認知機能の改善や、脳の萎縮の進行が抑えられる**といった報告が

なされています。認知機能と腸内マイクロバイオータの組成との間には、相関関係が見られます。

↓第4章

Q04

認知症の他に、腸内環境が関係している脳の疾患にはどのようなものがありますか?

・**パーキンソン病**は、腸内に存在する特定のタンパク質が原因で発症することが示唆されています。食物繊維の少ない食生活によって腸内環境が乱れると、パーキンソン病の発症を促す可能性のある腸内のタンパク質が体内に取り込まれやすくなります。そのため、食物繊維豊富でバランスの取れた食事がパーキンソン病の予防に有効ではないかと考えられます。その他、**筋萎縮性側索硬化症(ALS)や多発性硬化症**といった神経疾患と腸内マイクロバイオータとの関係に注目した研究も進められています。

↓第5章

Q05

ストレスでお腹が痛くなるのはなぜでしょうか? ストレスは、腸にどのような影響を与えるのですか?

・**ストレスを感じると、脳の視床下部からホルモンが分泌**され、それが副交感神経に作用すると、腸の動きが活発になり下痢をすることがあります。また、ホルモンが迷走神経に作用すると、胃の動きが抑制され胃痛を引き起こすこともあります。

↓第1章

・ラットを用いた研究から、妊娠中の母親ラットがストレスを感じると、腸内マイクロバイオータの組成が変化し、さらに赤ちゃんラットの腸内マイクロバイオータの組成も変化することが報告されています。また、マウスにおいて**腸内マイクロバイオータの組成が変化すると不安行動が現れる**ことが報告されていて、腸内マイクロバイオータが行動に影響を及ぼす可能性があります。

→第2章

Q06 「腸は第二の脳」といわれるのは、なぜですか？

・腸には、腸管神経系と呼ばれる網目状の神経が張り巡らされており、脳からの指令を受けなくても機能する独自のしくみを持っています。腸管神経系は、腸の運動や腸内分泌細胞からのホルモン分泌、腸管の血流を調節するなど、**生命機能の維持に欠かせないはたらきがある**ので「第二の脳」とも呼ばれます。

→第1章

Q07 発達障害の人には、便秘や胃腸炎など消化器症状がよく見られると聞きました。これも脳腸相関が関係しているのでしょうか？

・自閉スペクトラム症の子供たちの多くには、お腹にガスが溜まりやすく、胃腸炎や腹痛、下痢や便秘といった消化器症状が見られます。マウスにおいて、**腸内マイクロバイオータの組成が変化することで、脳内で使われる遺伝子が変化し、ヒトの自閉スペクトラム症で見られるような症状（自閉スペクトラム様症状）を引き起こす**ことが報告されています。

→第6章

・マウスにおいて、肥満した母親マウスから生まれた赤ちゃんマウスの中には、自閉スペクトラム様症状が見られることがあります。**乳酸菌の一種であるロイテリ菌が腸内で減少することが、その一因ではないか**と考えられています。現在、ロイテリ菌の摂取によって自閉スペクトラム様症状を改善できるので

はないかと、研究が進められています。↓第6章

Q08 うつ病と腸内環境の関係について、教えてください。

・うつ病では、腸内マイクロバイオータの組成に変化が見られます。健常者と比較してうつ病患者では、ビフィドバクテリウム属とラクトバチルス属の細菌が減っており、この**2種類の細菌が減ることでうつ病のリスクが高まる**のではないかと指摘されています。↓第6章

・乳酸菌飲料やヨーグルトなどのプロバイオティクスを含む食品のうつ病に対する効果が調べられ始めています。↓第6章

Q09 感染症と腸には何か関係がありますか？

・インフルエンザや新型コロナウイルス感染症にかかると、腸内マイクロバイオータの組成が変化して腸のバリア機能が低下し、リーキーガット症候群という症状を併発しやすくなります。その結果、肺炎の重症化を引き起こしやすくなるため、**腸管バリア機能が正常に機能しているかどうかが、感染症の重症化に関わっている**可能性があります。↓第9章

・ヒトやマウスにおいて、妊娠中に母親が感染症にかかり胎児がその炎症にさらされると、自閉スペクトラム症などの発達障害を引き起こす確率が高くなることが報告されています。マウスにおいて、**セグメント細菌が腸内に定着している妊娠マウスが感染症にかかると、生まれてくる赤ちゃんマウスに自閉スペクトラム症などの発達障害の発症リスクが高くなる可能性**も報告されています。↓第6章

Q10 腸内の環境によって、太りやすくなることはあるのですか？

・**高脂肪で食物繊維の少ない食生活**によって腸内マイクロバイオータの組成が変化し、その結果として肥満化する可能性が高まると考えられています。 ↓第2章

・食物に含まれるさまざまな物質から**腸内マイクロバイオータが産生する代謝物（腸内代謝物）によって、食欲が調節される**ことがわかってきています。 ↓第7章

・**肥満や糖尿病の患者の中には、腸内にFI菌という細菌が存在している人の割合が高く**、このFI菌が食事に含まれる脂質を代謝して作り出すエライジン酸が、肥満や糖尿病を悪化させる可能性が報告されています。 ↓第7章

Q11 腸内環境を整えるには、ヨーグルトを食べればよいのでしょうか？ 他に、腸によい食べ物はありますか？

・ヨーグルトなどに含まれるビフィズス菌や乳酸菌、発酵食品に含まれる納豆菌や麹菌などは腸内環境を整えると考えられていますが、その多くは胃酸で死んでしまい、腸に定着せずに排泄されてしまいます。そのため、**定期的に摂取することが大切**です。ただし、**大量に摂取してもその効果が増大するわけではありません**。 ↓第10章

・食物繊維は、便秘の解消に効果的というだけでなく、**腸内マイクロバイオータの餌となり、腸内環境を整える**のに有効です。 ↓第10章

Q12 腸内環境にとってよくない食べ物は何でしょうか？

・マウスにおいて、サッカリンやスクラロースといった**カロリーのない人工甘味料を摂取すると、腸内マイクロバイオータの組成が乱れて血糖値を正常に保つための耐糖能の異常を引き起こす（糖尿病になりやすくなる）可能性**があることが報告されています。人工甘味料のヒトへの影響についてはまだ明らかになっていませんが、砂糖の代わりに人工甘味料を大量に摂取することはお勧めできそうにありません。

↓第7章

・腸内マイクロバイオータは、ストレスや食事、運動といった生活習慣によってその組成が変化しますが、**もっとも大きい影響を及ぼすのはさまざまな疾患の治療薬**であることが報告されました。消化器疾患治療薬、糖尿病治療薬、抗菌剤、抗血栓薬、循環器疾患治療薬、脳神経疾患治療薬、抗がん剤の順で、腸内マイクロバイオータに影響を及ぼします。同時に服用する薬の種類が多いほど腸内マイクロバイオータの組成を大きく変化させるため、多種類の治療薬を併用することには注意が必要です。

↓第10章

Q13 腸と脳のつながりの他に、腸は別の臓器とのつながりもあるのでしょうか？

・腸は、意外な臓器との関連もわかってきています。脳腸相関だけでなく、「**腸肺相関**（腸と肺）」、「**腸肝脳腸相関**（腸と肝臓と脳とのつながり）」、「**腸腎相関**（腸と腎臓）」、さらには筋肉とのつながり「**腸筋相関**」も指摘されていて、研究が進められています。

↓第9章

第 1 部

脳腸相関とは何か

「はじめに」で紹介したように、腸と脳の関係は「脳腸相関」と呼ばれ、いま研究対象としても注目を集めています。まず第1部では、どのようなしくみで腸と脳が情報を交換し、お互いに影響を与え合っているのか、見ていきましょう。

第1章 「腸と脳」のつながり

イライラしていると胃が重く感じたり、緊張や不安でお腹が痛くなったり緩くなったりすることがあるように、ストレスや感情がお腹の調子に影響を与えることはよくあります。一方で、便秘が続き気分が滅入ったりすることがあるように、お腹の調子が気分に影響することもあります。お腹と脳が相互に影響を及ぼし合っていることを、日常で感じる機会は多いのではないでしょうか。

これはまさに**脳腸相関**（中でも腸から脳へ情報を伝えるしくみについては、腸脳相関（ちょうのうそうかん））と呼ばれる現象です。脳腸相関とは、簡単にいうと、**腸と脳がお互いに密接に影響を及ぼし合う**という概念です。腸と脳はどちらも生物にとって重要な器官ですが、その間につながりがあって、相互に情報を伝えているということは、どのようにして明らかになっていったのでしょうか。

なぜか駅のトイレは朝に混む

「仕事や学校が始まる月曜日のことを考えると、気分が憂うつになる」「大事な会議や試験の前は、緊張して不安になる」「満員電車に揺られて職場や学校に行くことを考えるだけで気が滅入る」ということはよくあります。ストレスを感じると、胃が痛くなったり、突然お腹が痛くなり、ゴロゴロと鳴り始めたりするのです。朝、会社や学校に向かう満員電車に乗っているときに腹痛に襲われ、次の停車駅で飛び降りたはいいけれど、なぜか駅のトイレはいつも朝に限って混んでいて、やっとの思いで事なきを得た、という経験がある方もいらっしゃるのではないでしょうか。

前の日に冷たい飲みものを摂りすぎていたり、脂分の多いものを食べすぎると、健康な人でも下痢や腹痛が起こることがあります。症状が一時的なものであればよいのですが、何度も腹痛や下痢に襲われると、すぐにはトイレに行けないという状況を想像しただけでストレスを感じ、状態がさらに悪化して腹痛や下痢が長期間続くようになってしまうのです。ひどくなると、外出することすらできなくなる場合もあります。

ではなぜ、ストレスを感じると腹痛や下痢が起こるのでしょうか？　順を追って見ていきましょう。

胃腸の動きは情動で変化する

摂取した食べ物が消化・吸収されて私たちの体の一部になることは、現在では当然のこととして知られています。ただ、胃や小腸、そして大腸にどのような機能があるのかについて明らかになったのは、19世紀に入ってからでした。それ以前は、たとえば胃は単に石うすのようなもので、食べ物をすりつぶす機能しかないと考えられていたのです。

1822年に起こった痛ましい事故が、胃腸の機能を明らかにするきっかけとなりました。アメリカの五大湖の一つヒューロン湖に浮かぶマキノー島は、当時、毛皮交易における重要な拠点でした。この毛皮の取引所で散弾銃の暴発が起こり、18歳の毛皮商人アレクシス・マーティンの腹部に散弾が当たってしまいました。近くにいた医師ウィリアム・ボーモントが駆け付けたところ、マーティンの左上の腹部に開いた穴の中を覗くと胃が見え、胃には指の太さぐらいの穴が開いていました。

マーティンは一命を取り留めましたが、銃創の傷が完全にふさがることはなく、圧迫帯で穴の部分を押さえつけていないと、穴から食べたものが漏れ出るようになってしまいました。事故によって、現在でいう胃ろう（口から食べ物を摂取できなくなった人が直接、胃に栄養を入れるた

め の穴）のようなものが偶然できてしまったのです。

負傷したマーティンは、毛皮商人として仕事をすることができなくなったため、住み込みの雑用係として、医師のボーモント一家と暮らすことになりました。胃ろうのあるマーティンに協力してもらえば胃の機能を調べられると思ったボーモント医師は、本人の承諾を得てさまざまな実験を行いました。例えば、煮込んだ牛肉、生の赤身肉、パン、生のキャベツなどを絹糸にくくりつけ、胃の穴からそれらの食べ物を入れて、どのように消化されるのかを観察したのです。

胃に食べ物を入れてから1時間後、絹糸を胃から引き出して観察したところ、キャベツとパンは半分ほど消化されていましたが、煮込んだ肉片や生の肉片はほとんど消化されていませんでした。そこで、再び肉を胃の中に戻して1時間後に観察したところ、煮込んだ肉片は消化されていましたが、生の肉片は全く消化されていませんでした。また、パンを口から飲み込ませると、胃の内部はピンク色から鮮やかな赤色に素早く変化し、胃から液体が一気に吹き出すことを確認します。そしてこの液体が、煮込んだ肉片を素早く溶かすことを発見しました。

ボーモント医師は、世界で最初にヒトの胃の中で起こる消化反応をリアルタイムで観察することに成功したのです。1825年のことでした。

さらに興味深い発見もしました。マーティンが怒ると、胃の色がピンク色から青白い色へと直ちに変化し、肉を消化する時間が、機嫌のよいときよりも2倍以上もかかったのです。これは、

喜怒哀楽といった情動によっても胃の消化機能が大きく変化することを世界で初めて確認した出来事でした。[1-1]

ボーモントはこれらの観察結果から、胃の機能は食べ物をすりつぶすのではなく、「食物と胃から出る液体とを混合して、均質なかゆ状の液体を作り出すこと」だと考えました。その後、胃から吹き出す液体、つまり胃液には、タンパク質分解酵素であるペプシンが含まれていることが発見されたのです。

さて、ボーモントの実験から約120年後の1947年、アメリカのダートマス大学のトーマス・アルミーは、敵意や攻撃的な態度を相手に取られてストレスを感じている場合、結腸の蠕動(ぜんどう)運動が活発になることを発見しました。一方、無力や絶望を感じているような状況では、逆に結腸の蠕動運動が緩慢になりました。つまり、**怒りや不安、そして安心といった情動がかき立てられるような出来事が起こると、腸の活動が変化する**ことを見出したのです。[1-2]

ボーモントの発見が発端となって、ストレスや情動によって胃や腸のはたらきが大きく影響を受けていることがわかってきました。しかし、ストレスや情動といった脳で処理された情報がどのようにして胃や腸のはたらきを調節するのか、その詳細な調節機構については、まだ明らかになっていませんでした。

腸は自ら考えて動く

さて次に、腸には他の臓器では見られない「ある特徴」があることを紹介しておきましょう。

私たちが食べ物を口にすると、食べ物は食道を通って胃に移動します。そこで強い酸性の胃酸によってドロドロに溶かされ、十二指腸へと運ばれます。十二指腸では、胆のうから**アルカリ性の胆汁**（たんじゅう）、膵臓からは重炭酸イオンを含む**アルカリ性の膵液**（すいえき）が分泌され、胃酸が含まれた酸性でドロドロの食べ物を中和します。そして、膵臓から分泌された消化酵素によって、食べ物に含まれるタンパク質はアミノ酸に、糖質はブドウ糖（グルコース）、ガラクトース、果糖（フルクトース）などの糖に、脂肪はグリセロール、脂肪酸、コレステロールなどに分解され、小腸の**微絨毛**（びじゅうもう）から吸収されます。

ドロドロに溶かされた食べ物は、腸で栄養を吸収されながら運ばれていくのですが、この腸の動きは、じつはとても複雑な運動をしているのです。

食べ物はまず、腸の外側にある縦走筋（長軸方向での収縮）と内側の輪走筋（円周方向での収縮）の収縮と弛緩によって運ばれます（**図1―1**）。具体的には、小腸の口側が収縮し肛門側が弛緩する**蠕動運動**では、内容物を大腸に向けて押し出していきます。一方、輪走筋が部分（分節（ぶんせつ））ごとに収縮と弛緩を繰り返す**分節運動**では、腸の内容物を粉砕し、食べ物と消化液を混ぜます。

また、縦走筋がじゃばら状に収縮と弛緩を繰り返す**振子運動**では、内容物を混ぜ合わせながら大腸のほうへ移動させていきます。分節運動が一定時間続くと、次に蠕動運動が起こります。交互にこの運動を繰り返すことで、内容物は小腸から大腸へ移動し、大腸で水分が吸収されて固形状態の便になります。ちなみに、肛門に近づくにつれて蠕動運動のみ行われるようになります。

ここで驚くのは、腸はこのような複雑に組み合わされた3種類の運動を、脳や脊髄の助けを借りずに自律して行っているのです。モルモットの個体から腸だけを取り出して食べ物などを入れる実験をすると、脳や脊髄との接続のない状態にもかかわらず、蠕動運動などの複雑な運動をするのが確認できます。つまり腸は、自ら考えて動いているともいえます。これは他の

図1-1 腸が行う3種類の運動

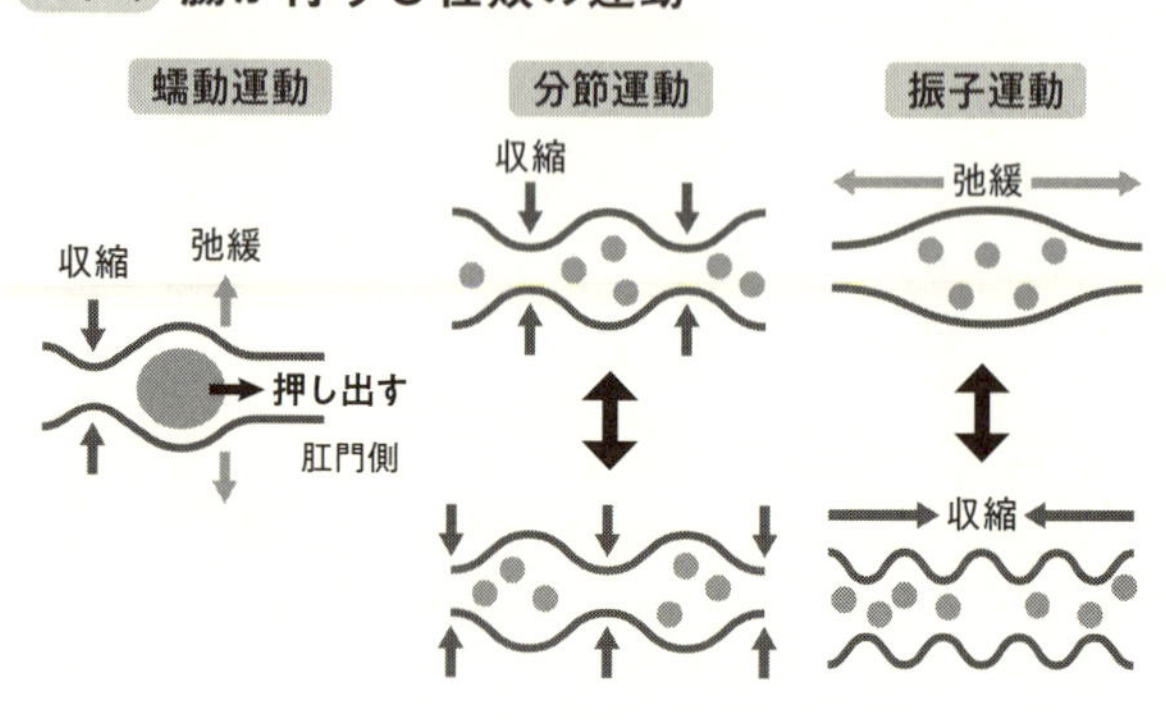

腸は、この3種類を組み合わせた複雑な運動を自律して行っている

臓器では見られない特徴です。自律した運動を可能にしているのが、**腸管神経系**という腸特有のしくみです。

私たちの脳には、**神経細胞**（**ニューロン**）と**グリア細胞**（神経系を構成するニューロンでない細胞の総称）が存在し、お互いに情報をやり取りしながら、行動や思考、情動を調節しています。じつは、この**脳にあるニューロンとグリア細胞と同じものが腸管神経系にも存在し、腸の蠕動運動などの運動を自ら考えて調節するために機能している**のです。

ニューロンの情報伝達のしくみ

ここで、ニューロンが情報伝達をする基本的なしくみを紹介しておきましょう。すでにご存じの方は、次の節まで飛ばしていただいて構いません。

ニューロンは、接続している次のニューロンへ情報を受け渡しますが、たとえていえば、情報を受け渡す電線の役割をしているのが**軸索**（じくさく）です。街で目にする電柱に張られている電線は、裸のままのむき出しではなく、漏電やショートを防ぐためにゴムなどの絶縁体に覆われています。これと同じように、私たちの脳や腸管神経系のニューロンの軸索も、情報が混線しないようにするために被覆（ひふく）されています。とくに腸では、蠕動運動、分節運動、振子運動と非常に複雑な運動を行っているため、混線してしまうとうまく腸管運動が起こらなくなってしまいます。

末梢のニューロンでは**シュワン細胞**が軸索に巻き付くことで、中枢のニューロンでは**オリゴデンドロサイト**と呼ばれる細胞が軸索に巻き付くことで、絶縁されています。この絶縁されている部分を**ミエリン鞘**（または**髄鞘**）と呼びます。

一般的にニューロンには軸索は一つしかないが、他のニューロンから情報を受け取る部分はたくさんあって、木の枝が複雑に伸びている様子に似ていることから**樹状突起**と呼ばれています（**図1―**

図1-2 神経細胞（ニューロン）の構造と情報伝達のしくみ

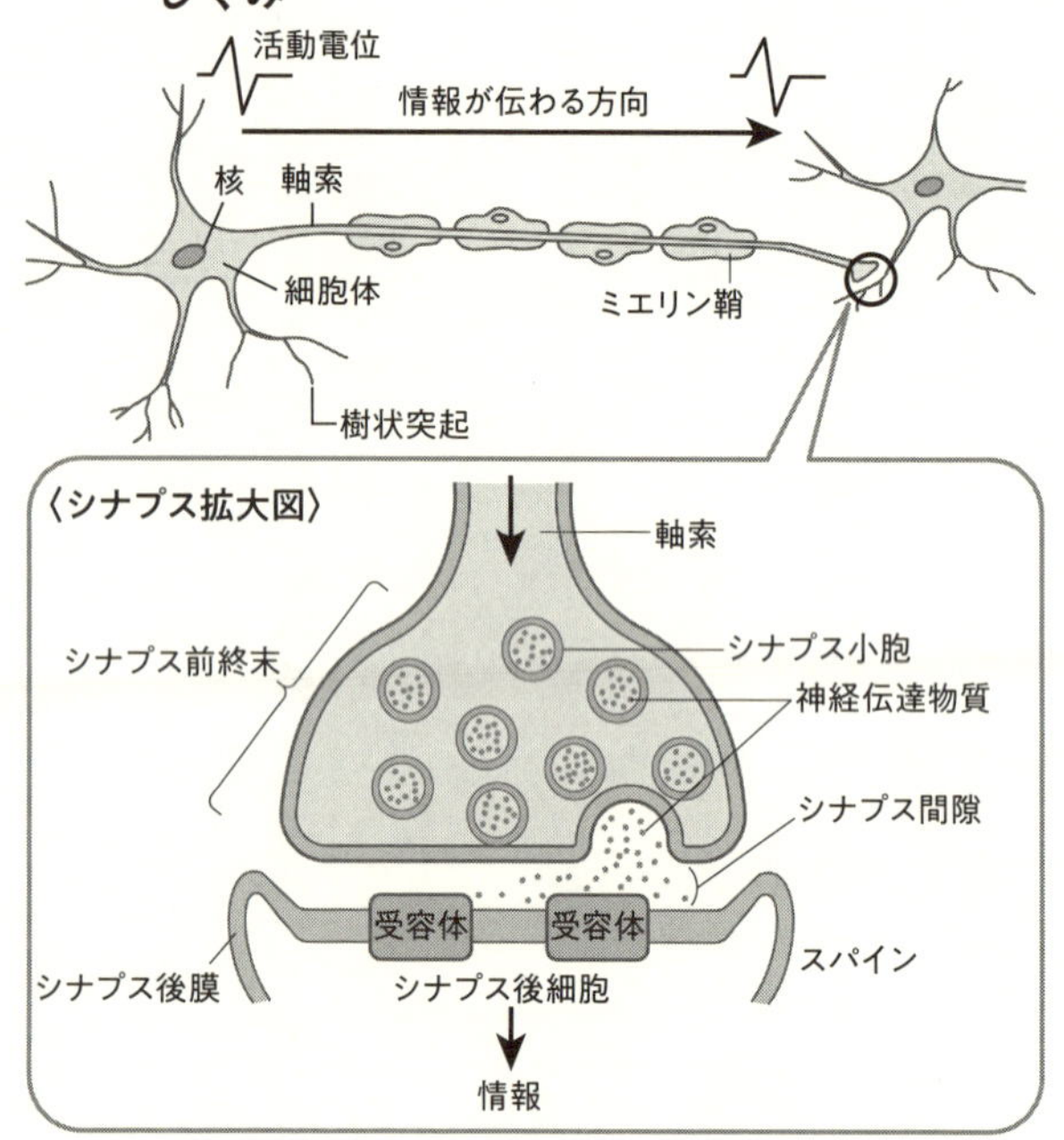

2）。この表面にある小さな突起が**スパイン**（棘突起）です。このスパインと他のニューロンの神経終末（他のニューロンから伸びた軸索の末端）とが結合することで、シナプスと呼ばれる構造が形成されます。

シナプスでは、ニューロン同士が結合しているわけではありません。実際には、約20ナノメートル（1ナノメートルは10億分の1メートル）の隙間があいていて、この部分を**シナプス間隙**といいます。**活動電位**と呼ばれる電気信号が軸索を伝わって神経終末のシナプス（**シナプス前細胞**と呼ばれます）に到達します。シナプス前細胞の終末には、次のニューロンへ情報を伝える化学物質である神経伝達物質が貯蔵された小胞（**シナプス小胞**）が多数存在します。活動電位がシナプス前細胞の終末に到達すると、シナプス小胞が細胞膜と融合して、中身である神経伝達物質が放出され、**シナプス後細胞**の細胞膜上に存在している（専門的には「**発現**している」といいます）受容体に結合することで、次のニューロンへ情報が伝達されます。

腸には神経が張り巡らされている

このようなしくみでニューロンは情報を伝達していますが、このしくみが脳だけでなく、腸管神経系にも存在するのです。

腸は細長い筒状の臓器で、ちくわのような構造をしています。私たちはこのちくわの穴の開いた部分に食べ物を入れて、消化吸収していますが、その外側の周囲には神経が張り巡らされています（**図1―3**）。これを**腸管神経系**といい、縦走筋と輪走筋間に存在する**アウエルバッハ神経叢**（**筋層間神経叢**）と粘膜下組織に存在する**マイスナー神経叢**（**粘膜下神経叢**）があります。

なお神経叢とは、神経が網目状に入り組んだ構造をしている部分のことを指します。アウエルバッハ神経叢は、縦走筋と輪走筋の運動を制御することで食べ物をゆっくりと肛門の方向へと送る複雑な蠕動運動を調節します。一方、マイスナー神経叢は、腸から分泌される粘液や、あとでお話しする消化管ホルモンの分泌を調節します。

この腸管神経系は、腸管壁の中に網目状構造

図1-3 腸管の構造と腸管神経系

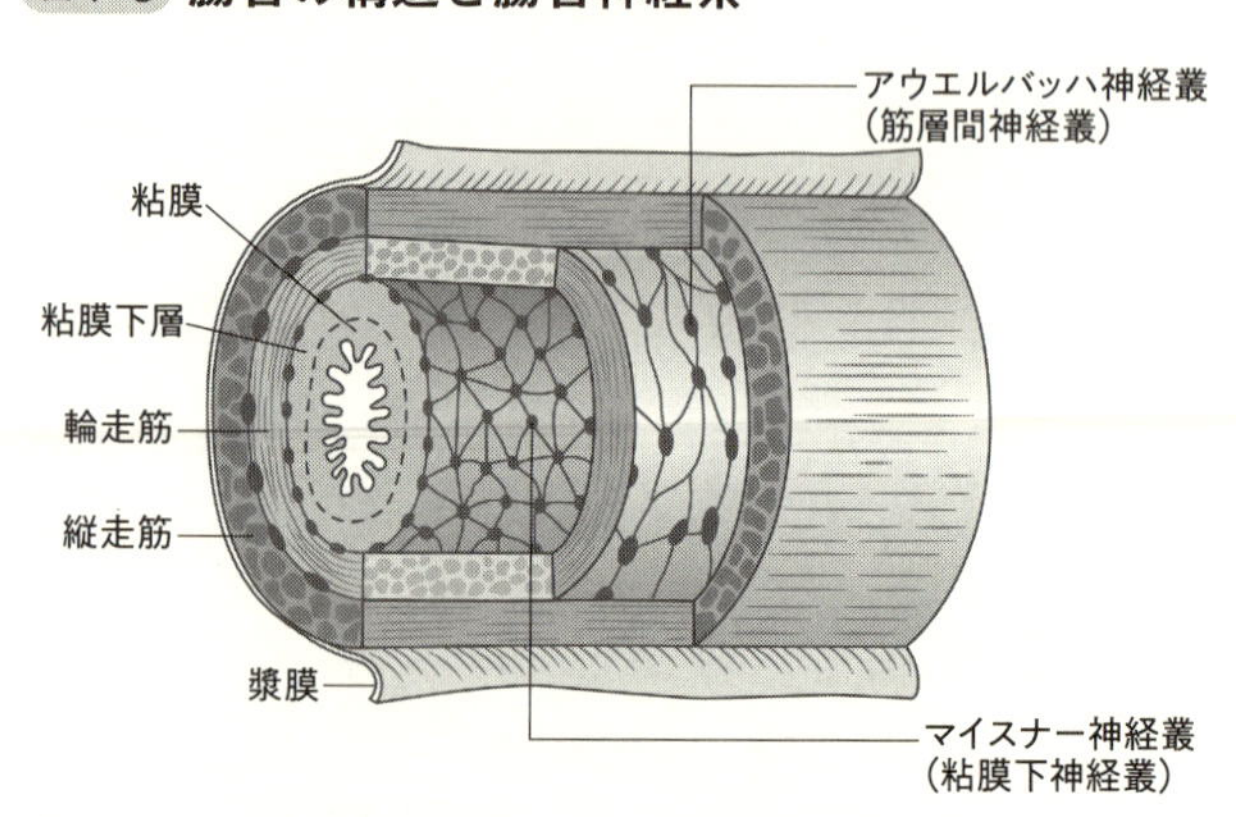

腸管には約４億〜６億個のニューロンが張り巡らされていて、独自の神経ネットワークがある。これにより腸は自律して動くことができる

を形成し、脳からの命令を受けなくても機能できる独自の神経ネットワーク（神経回路とも呼ばれる）です。これは非常に重要な機能を担っていて、たとえば、生命機能の維持に欠かせない複雑な腸の運動、消化管に存在する内分泌細胞（**腸内分泌細胞**（ちょうないぶんぴつさいぼう）と呼ばれる）からのホルモンの分泌、そして腸管の血流を調節することから、「**第二の脳**」とも呼ばれます。

ヒトの腸管神経系のニューロンの数は約4億～6億個といわれていて、脊髄に存在するニューロンの総数に匹敵するのです。[1-3] ちなみに、大脳には約数百億、小脳には約1000億のニューロンがあるとされています。

腸管神経系が調節する蠕動運動が盛んに行われると、大腸で留まる時間が短く、内容物に含まれる水分吸収が十分に行われないため、水分量の多い便、つまり下痢が起こります。一方、蠕動運動が起こらないと、内容物が大腸に留まる時間が長くなり、その間に水分が吸収され続けてしまうため、便は硬く小さくなります。そのため便秘になり、便が出てもウサギの糞のようなコロコロとした便になります。

ここで、腸管神経系は、脳や他の臓器から独立した神経回路を持っているのに、ストレスや情動によって腸の機能が変化するのはどういうしくみか、疑問を持った人もいるかもしれません。じつはこの腸管神経系は、自律して機能しているだけでなく、全身のさまざまな臓器と情報のやり取りをしていて、そのやり取りした結果の情報が、さまざまな経路を介して脳へと伝達されているのです。これがつまり「脳腸相関」です。

脳が腸に指令を出すルート

腸と脳はお互いに情報のやり取りをしていて、「脳から腸へ情報を伝える経路」と「腸から脳へ情報を伝える経路」があります。まず、脳から腸への情報伝達について見ていきましょう。つまり、脳で処理されたストレスや情動の情報がどのようにして腸へと伝達されるのか、ということです。

私たちの神経系は、脳を中心とする**中枢神経系**と、手足の先まで張り巡らされた神経回路である**末梢神経系**からなります（**図1—4**）。ここから神経系の名前がたくさん出てきますが、名前をすべて覚えていただかなくても大丈夫です。わからなくなったら、この図1—4を参照してください。

中枢神経系は、脳と脊髄から構成されていて、各器

図1-4 神経系の種類

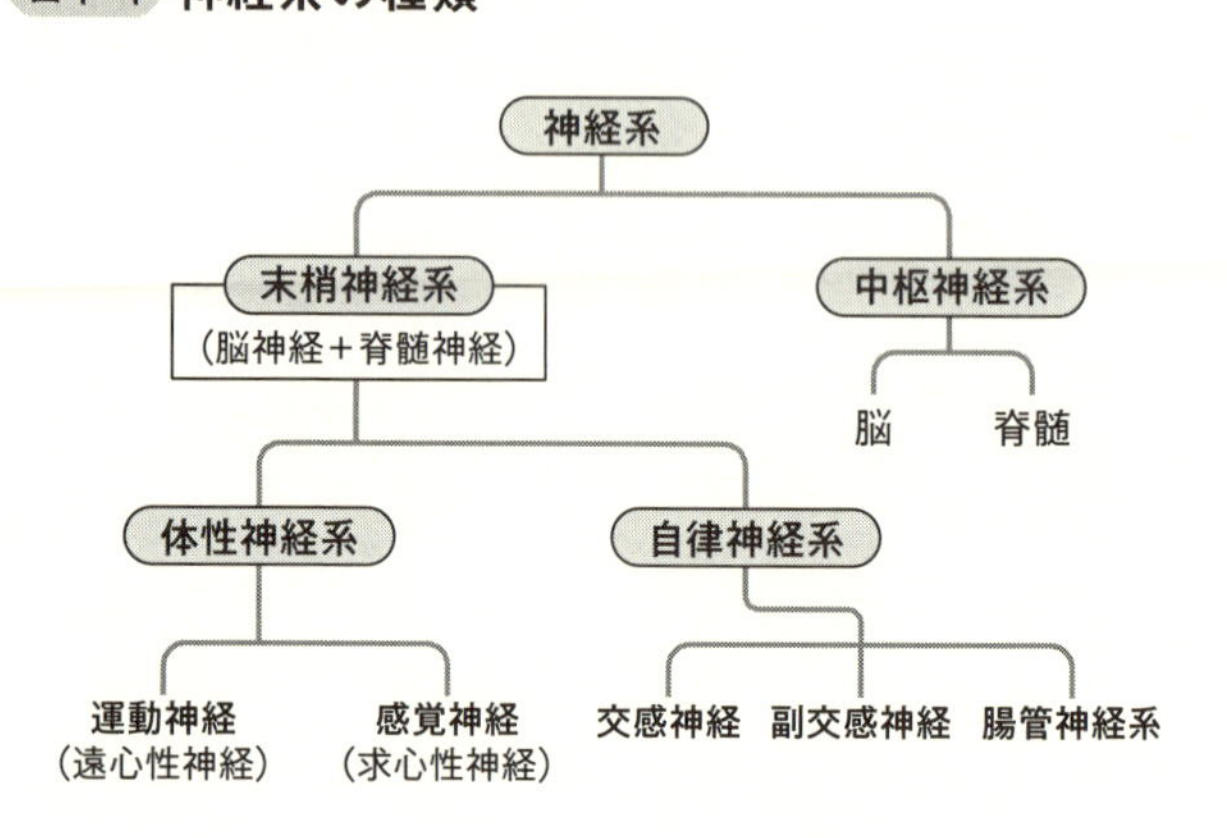

官や体外から受け取った情報を統合して処理し、適切な指令を各器官へ出します。たとえば「暑い」という情報を脳が受け取ると、脳は「発汗せよ」という緊急指令を皮膚や血管などに伝達します。すると、その指令に反応した皮膚や血管が、発汗して血管を広げることで体を冷やします。

この際、中枢神経系の緊急指令を伝達するのが末梢神経系です。末梢神経系には、運動や感覚に関与する**体性神経系**（**運動神経**と**感覚神経**）と、臓器の運動や機能に関与する**自律神経系**（**交感神経**と**副交感神経**）、そして自律神経系の一部をなし腸管の機能を調節する**腸管神経系**の3つがあります。また、この末梢神経系は、脳幹（中脳・橋・延髄）とつながっている場合は**脳神経**、脊髄とつながっている場合は**脊髄神経**と分類されます。

体性神経系は、脳からの指令を各器官に伝達する**遠心性神経**（運動神経）と、全身の各器官からの感覚情報を脳へ伝達する**求心性神経**（感覚神経）の2つがあります。「遠心性」は、中枢である脳から離れる方向に情報が伝達するため、「求心性」は、中枢である脳へ情報が向かうためにこのように呼ばれます。

自律神経系は、自分の意思とは無関係に活動します。この自律神経系には、交感神経と副交感神経があります。これらの神経は、さまざまな臓器に結合していて、シーソーのようにお互いにバランスを取りながら拮抗的に機能しています。つまり、この2つの神経が常時バランスをうまく取り合うことで、血圧、脈拍、消化吸収、代謝、体温など生命維持に必要な恒常性が維持されているのです。なお交感神経は、「昼の神経」とも呼ばれ、活性化すると体内が興奮した状態になります。一方で副交感神経は、「夜の神経」とも呼ばれ、リラックス時や睡眠時に活性化されます（**図1―5**）。

交感神経は、胸髄からさまざまな臓器へと脊髄神経を伸ばしています。

図1-5 交感神経と副交感神経の機能

交感神経【昼の神経】	臓器	副交感神経【夜の神経】
心拍増加、筋力増大	心臓	心拍減少、筋力減弱
収縮	血管	拡張
瞳孔の拡大 毛様体筋の弛緩	瞳	瞳孔の縮小 毛様体筋の収縮
分泌抑制	涙腺	分泌促進
分泌抑制	唾液腺	分泌促進
分泌	汗腺	
運動抑制、分泌抑制	胃腸管	運動促進、分泌促進
グリコーゲンの分解 糖新生	肝臓	グリコーゲンの合成
膵液・インスリンの分泌抑制 グルカゴンの分泌促進	膵臓	膵液・インスリンの 分泌促進
弛緩	膀胱	収縮
男性器射精	生殖器	男性器勃起

交感神経が活性化すると体内が興奮した状態に、副交感神経はリラックス時や睡眠時に活性化する。２つの神経がバランスを取り合って機能している

それに対して、副交感神経は、脳幹（中脳・橋・延髄）と仙髄からさまざまな臓器へと神経を伸ばしています。脳に直接つながっている末梢神経のことを脳神経と呼び、12種類あります。その中でも**迷走神経**（めいそうしんけい）は、血圧や血中酸素濃度の情報、消化管や呼吸器などの情報を伝える感覚神経、喉のまわりの筋肉や声帯の筋肉を動かす運動神経、心拍数や胃酸の分泌などを調節する副交感神経からなります（**図1―6**）。

さて、**腸の蠕動運動自体は、腸管神経系によって独立に調節されていて、私たちの意思で自由に止めたり、あるいは動かしたりすることはできません。**そこで腸の機能を調節するために、脳は、迷走神経を介して腸の機能を促進するシグナル、交感神経を介して腸の機能を抑制するシグナルを伝達し、腸管神経系の活動を外部から調節しています。このように、腸管神経系の機能を調節する副交感神経や交感神経を外来神経系と呼びます。一方で、腸管神経系のことを壁内神経系もしくは内在神経系と呼びます。

つまり、**脳は交感神経や迷走神経を介して腸管神経系に指令を与え、機能を調節することができる**のです。腸は自律して動くこともできるのですが、こうして脳からの指令も受けて動きが調節されているというわけです。

図1-6 自律神経系は全身の臓器とつながっている

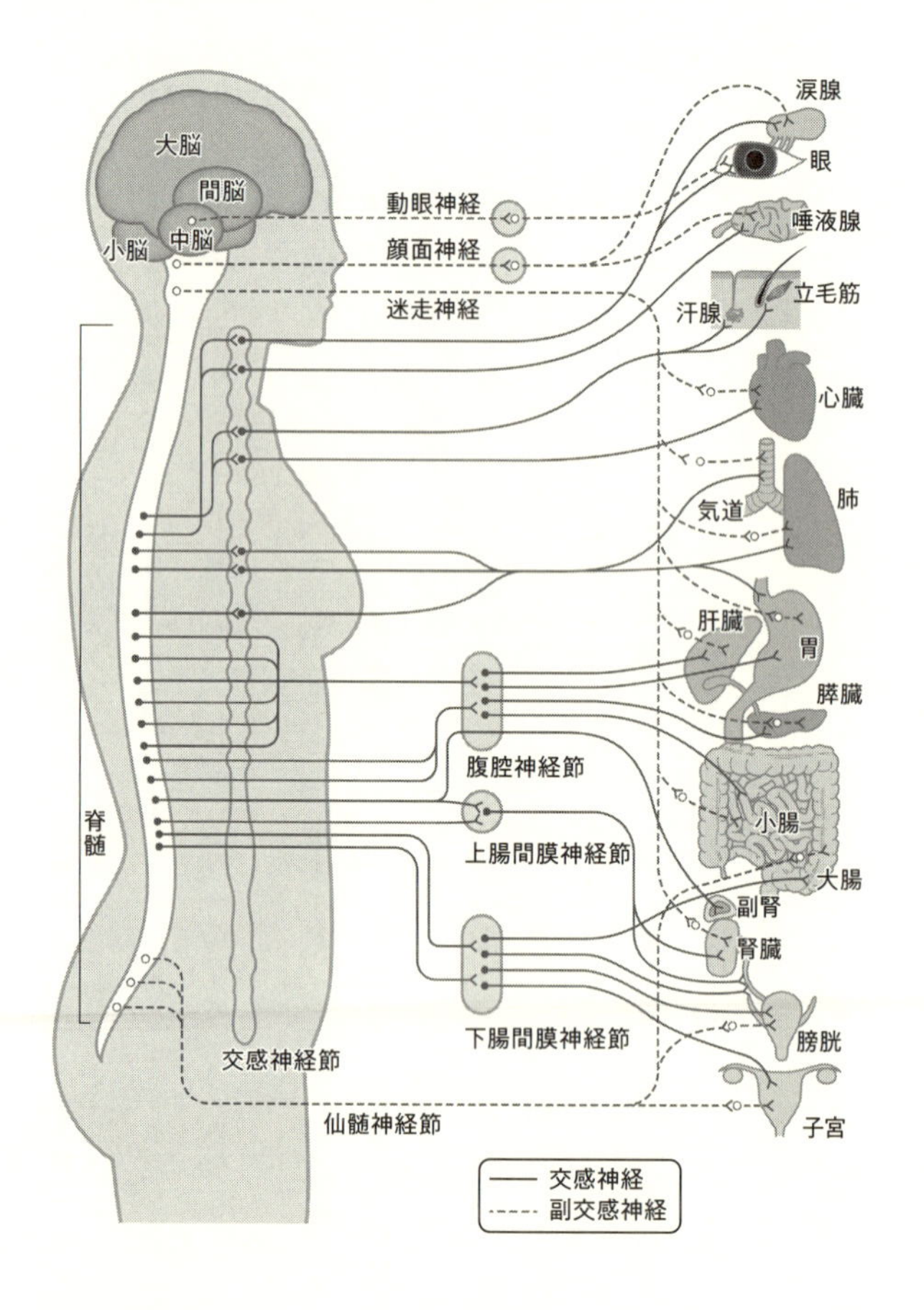

交感神経と副交感神経は、さまざまな臓器につながってはたらきを調節している

ストレスや情動は、どうやって腸に伝わるか

脳は、交感神経や迷走神経を介して腸に指令を与えることができますが、ストレスや情動といった情報をどのようにして交感神経や迷走神経へ伝達するのでしょうか?

あまり知られていませんが、私たちの脳の中には、ニューロンとグリア細胞以外にも重要なはたらきをする細胞があります。私たちの体を正常な状態に保つためにはたらく細胞で、ホルモンを分泌するので**神経内分泌細胞**と呼ばれます。この細胞は、脳の**視床下部**(ししょうかぶ)に存在しています。視床下部の下には、大豆のような形をした**下垂体**(かすいたい)という構造体がぶら下がるようにつながっていて、構造的に異なる**下垂体前葉**(ぜんよう)と**下垂体後葉**(こうよう)に分けられます(**図1—7**右上)。

視床下部にはさまざまな神経内分泌細胞が存在します。まず、出産や授乳を調節する**ペプチドホルモン**である**オキシトシン**を分泌する神経内分泌細胞と、体内の水分調節や血圧を調節するペプチドホルモンである**バソプレシン**を分泌する神経内分泌細胞があります。なお、**ペプチドホルモンとは、アミノ酸が数珠のようにつながったもの**です。

また、**放出ホルモン**や**放出抑制ホルモン**も視床下部から分泌されます。少しややこしいですが、「ホルモンの放出を引き起こすホルモン」「ホルモンの放出を抑制するホルモン」なので、それぞれこのように呼ばれています。

図1-7 全身を調節するおもなホルモンのはたらき

視床下部

下垂体から放出されるホルモンの分泌を調節するホルモンの放出
下垂体後葉から分泌されるホルモンの放出

下垂体後葉

オキシトシン：子宮及び乳腺細胞の収縮を刺激
バソプレシン：腎臓による水の保持の促進、社会行動やつがい形成への影響

下垂体前葉

卵胞刺激ホルモン・黄体形成ホルモン：卵巣と精巣を刺激
甲状腺刺激ホルモン：甲状腺を刺激
副腎皮質刺激ホルモン：副腎皮質を刺激
プロラクチン：乳汁の産生や分泌を刺激
成長ホルモン：性徴と代謝機能を刺激

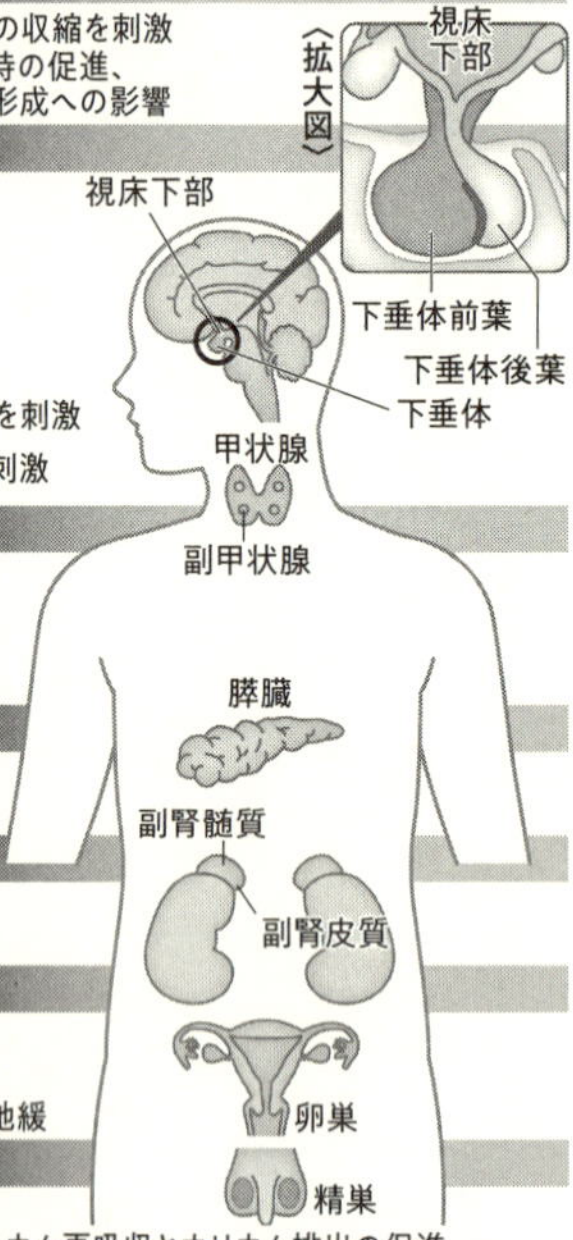

甲状腺

甲状腺ホルモン：代謝過程の刺激と維持
カルシトニン：血中カルシウム濃度の低下

副甲状腺

副甲状腺ホルモン：血中カルシウム濃度の上昇

膵臓

インスリン：血糖値の低下
グルカゴン：血糖値の上昇

副腎髄質

アドレナリン：血糖値の上昇、代謝活性の増加
ノルアドレナリン：血管の収縮または弛緩

副腎皮質

グルココルチコイド：血糖値の上昇
ミネラルコルチコイド：腎臓におけるナトリウム再吸収とカリウム排出の促進

卵巣

エストロゲン：子宮内膜の発達を刺激、女性の二次性徴の発達促進と維持
プロゲステロン：子宮内膜の発達促進

精巣

アンドロゲン：精子形成、男性の二次性徴の発達促進と維持

各臓器にさまざまなホルモンを分泌する細胞が存在している

坪井貴司『知識ゼロからの東大講義　そうだったのか！ヒトの生物学』（丸善出版、2019年）の図41をもとに作成

そしてこれらのホルモンに反応して、下垂体前葉から、**成長ホルモン**、**甲状腺刺激ホルモン**、**副腎皮質刺激ホルモン**、**性腺刺激ホルモン**（**卵胞刺激ホルモン**、**黄体形成ホルモン**）、**プロラクチン**が分泌される、あるいは、その分泌が抑制されます。その後、分泌されたホルモンは特定の臓器に作用して、さまざまな生理作用を引き起こします。

視床下部を会社の社長、下垂体を部長、甲状腺や副腎、生殖腺などのさまざまな臓器を社員というように、会社の組織に当てはめて考えると、社長（視床下部）が部長（下垂体）に放出ホルモンや放出抑制ホルモンを分泌して命令し、それに従って部長（下垂体）が社員（さまざまな臓器）に命令を出して社員がその命令に従ってはたらくという、トップダウンな関係です。

①「ストレスでお腹が痛くなる」ときに起きていること

さて、私たちがストレスを感じると、喉が渇き、手には汗をかき、手足が震えはじめ、心拍が速くなります。この反応もホルモンによって調節されています。具体的には、たとえば「満員電車に揺られて職場に行くことを考えるとお腹が痛くなる」といった状況では、この副腎皮質刺激ホルモン放出ホルモンが私たちの視床下部から分泌されます。そのしくみを順に説明しましょう。

ストレスによって分泌されるこの副腎皮質刺激ホルモン放出ホルモンは、ちょうど家の扉の鍵のような役割をします。そして、その扉の鍵穴としてⅠ型とⅡ型の2種類の受容体があります。鍵穴に鍵を挿入して、扉を開けて家に入るように、副腎皮質刺激ホルモン放出ホルモンがその受容体に結合すると、ニューロンの機能が調節されます。

たとえば、胃や十二指腸の運動を支配している迷走神経には、Ⅱ型の受容体が発現していて、副腎皮質刺激ホルモン放出ホルモンを感受すると胃や十二指腸の運動を抑制します。一方、Ⅰ型の受容体は、結腸や大腸の蠕動運動を支配する副交感神経に発現しています。そして、この副交感神経を活性化して結腸や大腸の蠕動運動を促進します（**図1―8**）。

では、ストレスでお腹が痛くなり、緩くなる場合を考えてみましょう。ストレスによって分泌された副腎皮質刺激ホルモン放出ホルモンは、Ⅰ型の受容体を発現している副交感神経に作用し、その結果、結腸や大腸の蠕動運動がさかんになります。そのため、お腹が痛く、緩くなってトイレに駆け込みたくなるのです。

②「ストレスで胃が痛む」ときに起きていること

次に、大事なプレゼンテーションや試験の直前になると、胃に石が入っているかのように重く感じ、胃が痛む、といったケースを考えてみましょう。

体の中では何が起こっているかというと、ストレスによって分泌された副腎皮質刺激ホルモン放出ホルモンが胃や十二指腸を支配している迷走神経のⅡ型の受容体に結合して胃の運動を抑制してしまいます。そのため、消化不良が起こり、胃が痛むのです。

なお、人によってⅠ型とⅡ型の受容体の発現量やその機能に違いがあるため、胃が重く感じるだけの人もいれば、逆にお腹が緩くなるだけの人もいます。中には、胃も重たくなり、お腹も緩くなる人もいます。

視床下部からの副腎皮質刺激ホルモン放出ホルモンの分泌は、通常は私たちの睡眠・覚醒リズムと同じように、体内時計による約1日の分泌リズムが

図1-8 ストレスでお腹や胃が痛くなるメカニズム

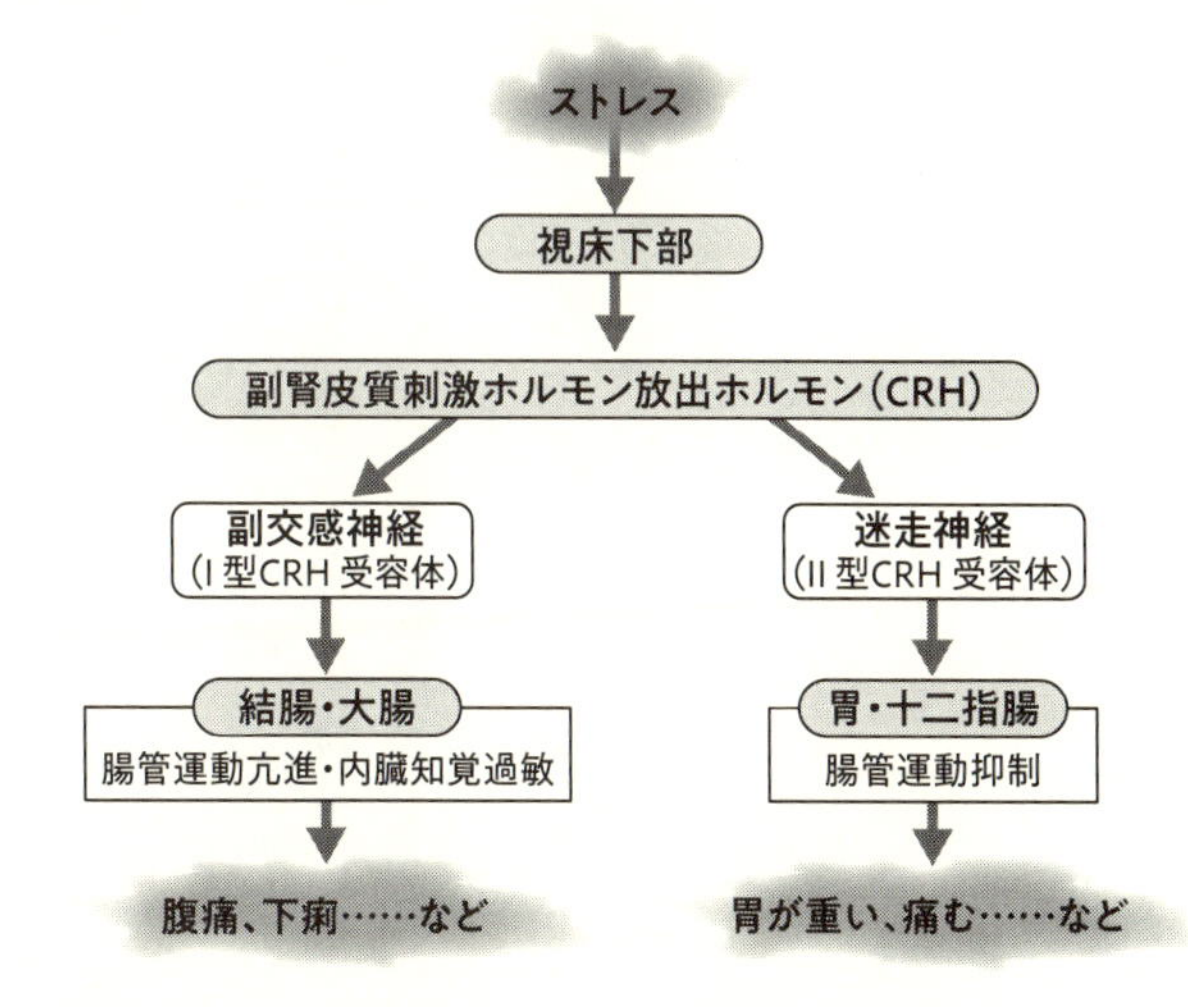

視床下部から分泌されるホルモンが、副交感神経と迷走神経それぞれに作用することによって、胃腸のはたらきが変化する

あります。具体的には、体内の副腎皮質刺激ホルモン放出ホルモンの分泌量は、朝に高く、夜になるにつれ低くなるという変動をしています。そこにストレスが加わると、副腎皮質刺激ホルモン放出ホルモンの分泌量がさらに増加します。

つまり、**もともと体内の副腎皮質刺激ホルモン放出ホルモン濃度の高い朝に、ストレスによって副腎皮質刺激ホルモン放出ホルモンがさらに追加されると、体内の副腎皮質刺激ホルモン放出ホルモン濃度はさらに高くなります。そのため、朝にストレスを感じると腹痛や下痢といった症状が起こりやすくなる**のです。

さらに悪いことに、満員電車の中で突然腹痛が起き、途中で下車してトイレに駆け込んだ、というエピソードがトラウマになってしまうと、「今日も満員電車に乗ると、また突然腹痛が起きるのではないか」と不安を強く感じます。すると、脳の中では副腎皮質刺激ホルモン放出ホルモンの分泌がこれまで以上に増加してしまい、さらに下痢がひどくなってしまうのです。駅のトイレが朝に限っていつも混んでいるのは、このような理由が考えられます。

ホルモンはストレスや情動の伝達役

視床下部から分泌された副腎皮質刺激ホルモン放出ホルモンは、下垂体前葉に作用して、副腎皮質刺激ホルモンの分泌を促します。この副腎皮質刺激ホルモンは、血流を介して副腎の副腎皮質に作用して、**ステロイドホルモン**である**糖質コルチコイド（コルチゾール）**の分泌を促します。なお、ステロイドホルモンは、コレステロールを元にして作られるホルモンで、副腎皮質から分泌されるホルモンや**性ステロイドホルモン**（いわゆる男性および女性ホルモン）などがあります。この一連の情報伝達の流れは、**視床下部－下垂体－副腎軸**と呼ばれます。

ストレスを受けて視床下部－下垂体－副腎軸が活性化され、コルチゾールが分泌されると、私たちの体は、生命の危機の状態にあると判断します。すると私たちの脳は、すぐさま「闘争」（または「逃走」）するための準備を開始します。具体的には、肝臓や脂肪細胞にコルチゾールが作用することで、それぞれの細胞内に貯蔵しているグリコーゲンや脂肪酸から体を動かすためのエネルギー源であるブドウ糖（グルコース）を新たに作り出し、「闘争」（または「逃走」）するために必要なエネルギーを作り出します。このしくみを**糖新生**（とうしんせい）と呼びます。

コルチゾールは、酸素が多く含まれる血液を腸から筋肉へ優先的に届けるように血管にも作用します。また心臓にも作用して、心拍を速めます。これらの一連の作用によって、筋肉に酸素とエネルギーを優先的に供給し、いつでも筋肉を動かせる状態に準備します。さらに胃腸にも作用し、「闘争」（または「逃走」）に必要なエネルギーを浪費しないよう消化活動を抑えます。

胃の場合は、消化をやめ内容物を口の方向へ吐き出すように作用します。一方、大腸では、蠕動運動を活発にし、下痢を引き起こします。このように、ホルモンを介して、**視床下部－下垂体**

ー副腎軸が活性化されることによって、私たちが感じたストレスや情動が脳から腸へと伝達されるのです。

ここまで見てきたように、脳に伝えられたストレスや情動といった情報は、ホルモンや迷走神経などを介して腸へ伝達されています。つまり、腸と脳はそれぞれ独立して機能しているのではなく、2つの臓器がお互いに密接して機能していることがわかってきました。このしくみのことを**脳腸相関**あるいは、**脳腸軸**といった言葉を用いて説明されるようになってきました。[1-4, 1-5]

●「腸から脳」へ情報が伝わるルート

私たちは、食事を摂らなければ空腹を感じ、食事を摂れば満腹を感じます。つまり、私たちの体には腸の状態を腸から脳へ伝えるしくみがあります。先ほどまでは、「脳から腸へ」と情報を伝えるしくみについて見てきましたが、こんどは逆に、「腸から脳へ」と情報を伝えるしくみを見ていきましょう。

1955年エジンバラ大学のエインズリー・イゴは、腸に小型のバルーンを挿入し、バルーンを膨らませたときに、**求心性迷走神経**（**内臓感覚神経**）が活性化することを見出しました。その後、この求心性迷走神経は、**遠心性迷走神経**（**副交感神経**）と並行して走行する神経線維で、腸管が膨らんだという情報を脳へ伝達する、つまり腸管の中を食べ物が通過したことを脳へ伝達するための内臓感覚神経であることが明らかになりました。[1-6] またイゴは、酸性やアルカリ性の溶液を胃に投与しても、この求心性迷走神経が活性化されることを発見しました。[1-7]

新潟大学の新島旭は、グルコース[1-8]やアミノ酸[1-9]などの物質を腸管に投与しても求心性迷走神経が活性化することを明らかにしました。つまり腸には、腸管内にどのような化学物質が存在しているのか、腸管がどのように膨らんでいるのかを脳に伝えるための腸−求心性迷走神経（内臓感覚神経）−脳、という「**腸脳軸**（ちょうのうじく）」も存在することがわかったのです。

それまで、交感神経と副交感神経からなる自律神経系は、脳から各臓器へと情報を伝える神経（遠心性神経）だけで構成されるとされていましたが、その後の解析から、副交感神経の約75％、交感神経の約50％は、全身の臓器から脳へと情報を伝える神経（求心性神経）であることが明らかになりました。

なお、グルコースやアミノ酸といった腸管内にある化学物質の情報は腸から脳へ伝達されますが、意識には上りにくいと考えられています。一方、腸の動きや内臓痛、灼熱感、圧迫感、悪心といったものは、意識に上ります。これらはまとめて**内臓感覚**と呼ばれます。

この内臓感覚は、皮膚感覚と比較して、どの部位からその感覚が生じているのかがはっきりしないことが多いです。それは、求心性迷走神経が支配している腸管の領域が広いため、その部位を特定することが難しいからです。

腸管が感覚過敏になるケース

腸に炎症や潰瘍といった異常はないのに、慢性的に腹部の膨満感や腹痛が起こったり、あるいは下痢や便秘などの便通に異常が見られたりすることがあります。ストレスによる一過性の腹痛とは異なり、このような症状が数ヵ月以上続くときに最も考えられる疾患が、**過敏性腸症候群（IBS：**Irritable Bowel Syndrome）です。

日本人の約10～15％がこの過敏性腸症候群に罹患しているとされています。とくに20～40歳代でよく見られ、加齢とともに罹患率が低下する傾向にあります。生命を脅かすような疾患ではありませんが、下痢や腹痛がひどく外出できなくなるなど、生活の質（QOL：Quality Of Life）に影響を与えてしまいます。

過敏性腸症候群患者の腸、とくに大腸は、情動やストレス、食べ物や副腎皮質刺激ホルモン放出ホルモンといった刺激に対して非常に過敏に反応し、分節運動が極端に起こっています。[1-10]

この過敏性腸症候群患者の大腸にバルーンを挿入し、バルーンを膨らませて大腸を引き伸ばす（伸展）刺激を与えたところ、健常者と比較して、より弱い伸展刺激で痛みを感じることがわかりました。[1-11, 1-12] また、副腎皮質刺激ホルモン放出ホルモン受容体の機能を阻害する薬（副腎皮質刺激ホルモン放出ホルモン拮抗薬）を患者に投与すると、大腸の分節運動が抑制されました。[1-13] 詳細なメカニズムはまだ明らかになっていませんが、過敏性腸症候群の患者では、副腎皮質刺激ホルモン放出ホルモンの影響で腸管の求心性迷走神経が過敏になっているため、ほんのわずかなストレスや情動によって便通異常が起こるのではないかと考えられています（図1―9）。

腸は脳に指令を出せるのか？

これまで見てきたように、腸管の情報は、求心性迷走神経（内臓感覚神経）を介して脳へ伝達されます。では、腸に何らかの変化や異変が起こった場合、この求心性迷走神経が伝達する情報が脳の機能を調節するのでしょうか？　また、腸が脳の機能を低下、あるいは活発化させることはあり

図1-9　過敏性腸症候群（IBS）が発症するしくみ

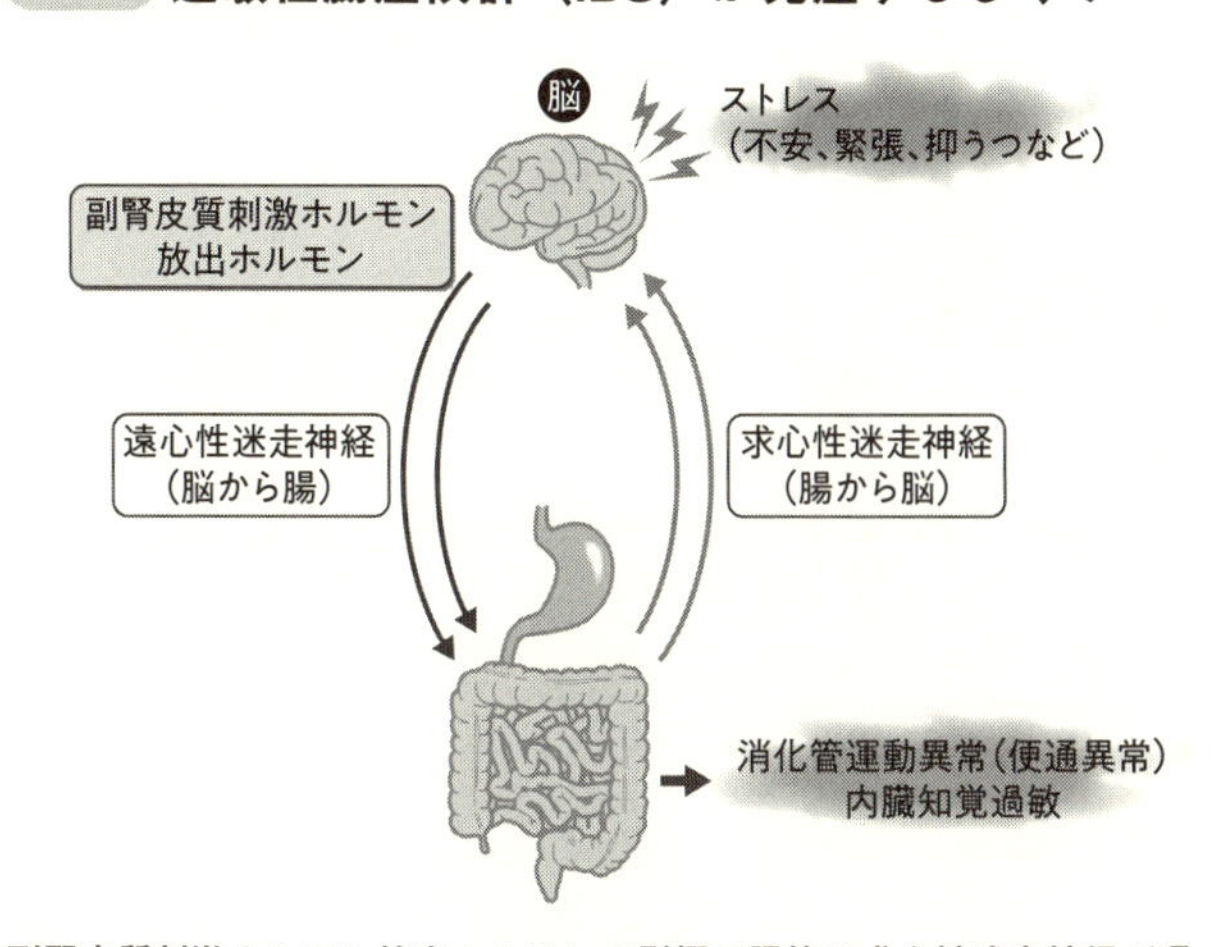

副腎皮質刺激ホルモン放出ホルモンの影響で腸管の求心性迷走神経が過敏になり、わずかなストレスで腸に症状が表れると考えられている

うるのでしょうか？
１９３１年、スウェーデンの生理学者であるウルフ・フォン・オイラーは、腸と脳の両方の器官に、血圧を低下させ、平滑筋を収縮させる物質として11個のアミノ酸が連なったペプチドホルモンを発見しました。[1-14] その後も、食欲や膵臓の消化液の分泌を促すペプチドホルモン、[1-15] 下垂体や膵臓、さらには消化管からのホルモン分泌を調節するペプチドホルモン、[1-16] 鎮痛作用のあるペプチドホルモン、[1-17] 血圧降下作用や腸管の収縮、そして鎮静作用のあるペプチドホルモン[1-18]などが腸と脳の両方の器官から発見されました。
同じ生理作用を持つペプチドホルモンが脳と腸で産生されているという発見から、脳や腸から分泌されるペプチドホルモンが、お互いの生理機能を調節しているのではないかと考えられるようになります。そこで、これらのホルモンをまとめて**脳腸ペプチド**と呼ぶようになりました。[1-19]
一方で、消化管や末梢組織からもさまざまなホルモンが分泌されていることが明らかになってきました。たとえば、１９８７年、小腸に存在する内分泌細胞（**腸内分泌細胞**）から食欲を調節するペプチドホルモンの**グルカゴン様ペプチド－１**（ＧＬＰ－１）が発見されました。[1-20, 1-21]
私たちの体には、はたらきの異なる2種類の脂肪細胞があります。一つ目は、皮膚のもっとも内側にある皮下組織や胃や腸など内臓のまわりにある**白色脂肪細胞**で、体内の余分なエネルギーを脂肪として貯蔵します。もう一つは、鎖骨や胸の周囲にある**褐色脂肪細胞**で、脂肪を燃焼して熱を産生します。

1994年、脂肪細胞の中でも白色脂肪細胞が、体内のエネルギー状況を感知して**レプチン**と呼ばれるペプチドホルモンを分泌して、食欲を抑制するということが明らかになりました[1-22]。この白色脂肪細胞からは他にもさまざまな生理活性物質が分泌されていて、これらをまとめてアディポサイトカイン（**アディポカイン**）と呼びます。

1999年には、胃の内分泌細胞（胃内分泌細胞）から食欲を促進するペプチドホルモンである**グレリン**も発見されました[1-23]。これらのことから、胃や小腸から分泌されるホルモン（これらをまとめて**消化管ホルモン**と呼びます）や白色脂肪細胞から分泌されるホルモンが、脳に作用することで食欲が調節されていることが明らかになってきました。

「お腹が空いたな」と感じるとき、あなたの体の中では、胃内分泌細胞から消化管ホルモンであるグレリンが分泌され脳に空腹を伝えています。その後食事を摂ると、十二指腸の腸内分泌細胞から消化管ホルモンである**コレシストキニン**、小腸からはGLP-1、白色脂肪細胞からはレプチンが分泌され、脳に満腹であることを伝えます（**図1—10**）。このように、胃や小腸、さらには白色脂肪細胞から分泌されるさまざまなホルモンによって体内のエネルギー状態に関する情報を脳へ伝達し、指令を出しているのです。

まとめると、**脳は、視床下部から分泌するホルモンや遠心性迷走神経を介して腸の機能を調節**

していて、腸は、腸内分泌細胞から分泌する消化管ホルモンや腸から脳へつながっている求心性迷走神経を介して脳へ情報を伝えているというわけです。

満員電車に乗っているときに電車が遅れてイライラしたり、試験前に不安になったり、大事な約束の時間に遅れそうになったときに焦ったりといった、情動によって引き起こされる腹痛や下痢という反応は、視床下部から分泌されるホルモンや遠心性迷走神経によって引き起こされます。

情動が一過的なものであれば、腹痛や下痢なども一時的なもので済みますが、怒りや不安、ストレスが常に続いている状態だと、脳から腸へ情報が過剰に伝達されるようになります。すると、腹痛や下痢が続く

図1-10 「満腹・空腹」の情報はどうやって脳に伝わるか

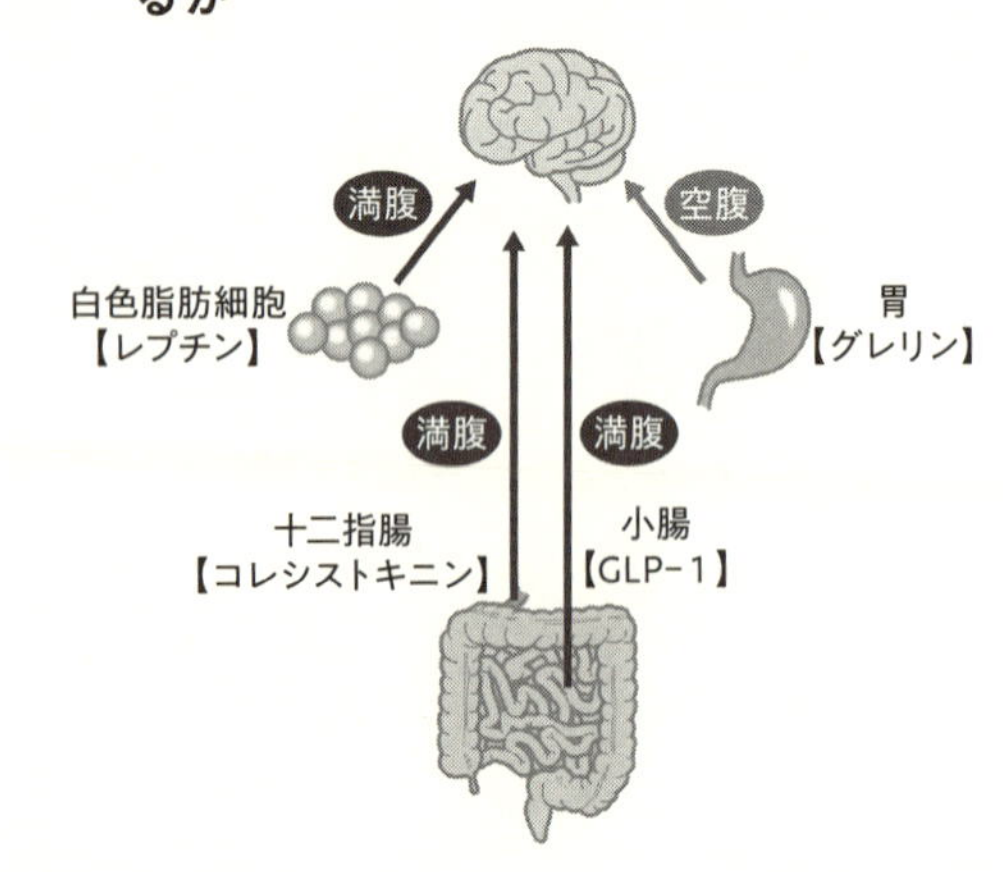

胃や腸、白色脂肪細胞から分泌されるホルモンが体内のエネルギー情報を脳へ伝えて指令を出している

ようになります。

このように、**情動は常に腸の機能に影響を与える**のです。**情動はまた、腸から脳へ情報を伝える求心性迷走神経や消化管ホルモンを分泌する腸内分泌細胞の機能にも大きく影響を与えます。**すると、腸内環境の情報が腸から脳へ正しく伝達されなくなり、脳はこれまで以上に怒りや不安、ストレスに対して敏感になると考えられます。これがまたストレスになり、心身ともに疲れる負のスパイラルにつながってしまいます。ただし、影響を受けるのは、この求心性迷走神経や腸内分泌細胞だけではありません。じつは、腸に棲む肉眼では目にすることのできない「非常に小さな生き物」にも多大な影響を及ぼしているのです。次章では、その非常に小さな生き物について見ていきたいと思います。

第1章のまとめ

・腸に入った食べ物は、蠕動運動、分節運動、振子運動といった複雑な動きによって消化される。腸は、これらの複雑な運動を、腸管神経系と呼ばれる独自の神経ネットワークによって自律的に調節している。

・一方、脳は、交感神経系や遠心性迷走神経（副交感神経）、さらには視床下部や下垂体から分泌するホルモンを介して腸管神経系の機能を調節する。
・消化管には、腸内分泌細胞と呼ばれる消化管ホルモンを分泌する内分泌細胞が存在し、さまざまな生命機能の維持にかかわっている。
・脳で処理されたストレスや情動などの情報は、交感神経や遠心性迷走神経、さらにはホルモンを介して腸へ伝達され、腸管神経系の機能を調節する。一方、腸管が感じた腸管内の環境情報は、腸内分泌細胞が分泌する消化管ホルモンや求心性迷走神経（内臓感覚神経）を介して脳へ伝達される。
・脳と腸はそれぞれ独立しているわけではなく、互いにホルモンや神経を介して情報を交換しながら機能している。このしくみを「脳腸相関」と呼ぶ。

第2章

腸と脳をつなぐマイクロバイオータの登場

「〇〇菌の摂取により腸内環境の改善効果が期待できる」「ストレスによって腸内細菌叢(そう)(腸内フローラ)のバランスが変化する」ということを耳にすることがあります。この腸内細菌叢は、脳腸相関と深い関係があるのですが、体内でどのようなはたらきをしているのでしょうか? そこで本章では、腸内フローラと脳腸相関との関係を見ていきたいと思います。

●脳腸相関を担う新たな役者

「脳腸相関」とは、腸と脳が相互に情報をやり取りしながら、お互いに影響を及ぼし合っているという概念です。前章を簡単におさらいすると、ストレスを感じるとお腹が痛くなり、下痢や便秘などの便通異常が起こります。これは、自律神経を介して脳から腸へストレスの情報が伝達されるためです。このような脳から腸への情報伝達系のことを**脳腸軸**と呼びます。一方で、空腹や満腹といった情報が腸から脳に伝達されることで、行動や食欲も変化します。このような腸から脳への情報伝達系も存在し、この情報伝達系を**腸脳軸**と呼びます。つまり、脳腸相関には、「脳→腸」と「腸→脳」の両方の情報伝達系が存在するのです。

脳から腸への情報伝達は、視床下部の神経内分泌細胞が分泌するホルモンや遠心性神経が関与します。一方で、腸から脳への情報伝達は、求心性迷走神経（内臓感覚神経）や消化管に存在する腸内分泌細胞が分泌する消化管ホルモンが関与します。

これに加え、近年になって、脳腸相関に新たな役者が登場しました。それは、腸内に存在する細菌、ウイルス、真菌です。このような微生物の集団は、あたかも色々な種類の植物が群生しているように見えることから、「フローラ（細菌叢）」といい、腸内に棲みつく微生物の集団は一般的に「腸内フローラ」と呼ばれます。専門家の間では、この腸内フローラのことを**腸内常在微生物叢**（**腸内マイクロバイオータ**）と呼びます。以降、本書では「腸内マイクロバイオータ」とします。

なおヒトの大腸には、500〜1000種類、約40兆個もの腸内マイクロバイオータが存在すると考えられています。[2-1]私たちの体の細胞数は約37兆個ともいわれていますので、[2-2]ほぼ同じだけの数の腸内マイクロバイオータが消化管の中には存在しているのです。

●私たちの腸内に存在する「隠れた臓器」

私たちは毎日食べ物を摂取しますが、摂取したものをすべて消化し、吸収できるわけではありません。例えば、野菜に含まれている食物繊維は、消化・吸収できません。一方で、腸内マイクロバイオータは、私たち自身が消化・吸収できないさまざまな物質を分解できます。これは、腸内マイクロバイオータが持つさまざまな遺伝子のはたらきを調べることで明らかになりました[2-3]。

腸内に棲んでいるさまざまな腸内マイクロバイオータの遺伝子の数を合計すると、約2000万個もあると見積もられています。私たちヒトの細胞の中に保存されている遺伝子の数は、約2万2000個ですので、腸内マイクロバイオータがいかに多くの遺伝子を保有しているのかがわかるかと思います。

腸内マイクロバイオータは、私たちヒトが消化できない食べ物に含まれる食物繊維や油脂などを分解し、**短鎖脂肪酸**などを産生します。肉の脂やバター、オリーブオイルや大豆油などを合わせて油脂と呼びますが、これら油脂の主成分は、グリセリンに脂肪酸と呼ばれる炭素原子が鎖状に多数つながったものです。この炭素数が6個以下のものを短鎖脂肪酸と呼び、**酢酸**、**プロピオン酸**、**酪酸**などがあります。

腸内マイクロバイオータの中には、ビタミンB類やビタミンKなどを産生するものが存在します。例えば、私たちが普段食している納豆に含まれる納豆菌は、ビタミンKを産生します。この納豆菌と同じはたらきをするマイクロバイオータが腸内に存在します。また、神経伝達物質であるセロトニンは、腸内マイクロバイオータがL－トリプトファンから産生する代謝物や、腸の粘膜細胞が産生する5－ヒドロキシトリプトファンを原料として産生されます。乳酸菌やビフィズス菌の中には、γ（ガンマ）－アミノ酪酸（GABA（ギャバ））を産生するものも存在します。

ちなみに、私たちは、腸内マイクロバイオータが産生した短鎖脂肪酸を体内のエネルギー源として利用し、ビタミンKは血液を凝固させるために利用しています。セロトニンやGABAといった神経伝達物質は、腸管神経系の活動を調節するために用いられています。

このように腸内マイクロバイオータは、私たちヒト自身が体内で産生できない物質を作り出せるので、**「隠れた臓器」**とも呼ばれています。

ヨーグルトが長寿の秘訣？

腸内マイクロバイオータは、どのようにして注目を集めるようになったのでしょうか。それは、ある科学者の先駆的な発想がきっかけでした。

1908年にノーベル生理学・医学賞を受賞したウクライナの微生物学者イリヤ・メチニコフ

は、免疫のしくみを解明した功績が知られていますが、晩年は、老化に関する研究に取り組んでいました。大腸に便が滞留することで大腸内に棲んでいる腐敗菌が有害物質を産生し、それが細胞の老化を早め、短命の原因となっているのではないか、と考えるようになったのです。

また、古来ブルガリア地方に100歳以上の人々が多いことに注目し、この地方の食事を調べました。その結果、他の地方と比較してヨーグルトが愛飲されていることに気づき、ヨーグルトこそが長寿の要因ではないかと考えるに至ったのです。そこで、ヨーグルトを飲むことで乳酸菌が腸内に棲みつき、有害物質を産生する腸内の腐敗菌を駆逐し、長寿を得ることができるのではないかという「メチニコフのヨーグルト不老長寿説」を唱えました。この説によって、ヨーグルトがヨーロッパで広く普及するようになりました。[2-4]

メチニコフが所属していたパスツール研究所では、1899年に母乳を飲んでいる新生児の糞便からビフィズス菌が発見されており、腸内のビフィズス菌の生態に対する生理作用について研究が行われていました。ちなみにパスツールは、「細菌の存在なくして生命は成り立たない（Life is not possible without bacteria.)」との名言を残したともいわれています。これらのことも、メチニコフがヨーグルト不老長寿説を唱えることにつながったのではないかと考えられています。

腸内マイクロバイオータのゲノムを解析する

メチニコフのヨーグルト不老長寿説は、当時多くの学者たちによって反論されました。その主な理由としては、「胃酸や胆汁によって乳酸菌は死滅してしまうため、大腸にまで乳酸菌が到達して、棲みつくことは不可能ではないか」というものでした。しかし、メチニコフが不老長寿説を唱えてから約100年後、乳酸菌などの腸内マイクロバイオータが、ヒトの健康に重要なはたらきをしているのではないかと再び認識され始めたのです。それは、腸内マイクロバイオータのゲノム解析が行われたことがきっかけです。

その話に入る前に、まず、DNA、ゲノム、遺伝子などの基本をおさらいしておきましょう。ご存じの方は、読み飛ばしていただいて構いません。

私たちの体を形作る細胞の核の中には、4種類の塩基（アデニン〈A〉、グアニン〈G〉、チミン〈T〉、シトシン〈C〉）が鎖状に連なってできているデオキシリボ核酸（DNA）が保存されています。DNAはヒストンと呼ばれるタンパク質に巻き付けられ、細胞の核の中にコンパクトにしまわれていて、その小さく折りたたまれた状態のものを染色体と呼びます。ヒトの場合、染色体が46本あります。この染色体の上に、ヒトが生きていくために必要なすべての遺伝情報（つまり遺伝子）が記載されています。ある生物にとって生存するために必要なすべての遺伝情報のことを、**全遺伝情報**、または**ゲノム**といいます。ヒトのすべての遺伝情報は、ヒトゲノムと呼ばれます。

ヒトの染色体は、約30億という莫大な塩基対です。このDNA配列をすべて解読し、染色体のどこにどのような遺伝情報が記載されているのかを明らかにしようとする**ヒトゲノム計画**が1990年にアメリカで開始され、2003年にはその解析結果が公開されました。このヒトゲノム解析で培った遺伝子解析技術を駆使し、21世紀に入り、DNAの塩基配列を大量かつ高速に解析する方法が開発されました。この装置のことを次世代シークエンサーと呼びます。

さて、腸内マイクロバイオータの話に戻りましょう。2006年、アメリカ・ワシントン大学のジェフリー・ゴードンは、この次世代シークエンサーを用いて**メタゲノム解析**という新たな手法を開発し、腸内マイクロバイオータの分類法を確立しました。

具体的には、マウスやヒトの糞便を回収し、その糞便中に存在するすべての腸内マイクロバイオータのDNAを抽出します。さまざまな腸内マイクロバイオータ由来のものが含まれますが、それらすべてのDNA配列をまとめて解読し、得られたDNA配列がどの細菌に対応するのかをスーパーコンピュータを用いて決定します。これによって、**糞便中の腸内マイクロバイオータに含まれる細菌の種類やその細菌が腸内マイクロバイオータ全体に占める割合、そしてその細菌の機能を推定できる**ようになりました。

ヒトの腸内にいるおもな4つの細菌

私たちヒトを生物分類の階級に従って表記すると、動物［界］、脊椎動物［門］、哺乳［綱］、サル［目］、ヒト［科］、ヒト［属］、サピエンス［種］となります。つまり、界、門、綱、目、科、属、種の順の分類階級があります。この分類階級は、進化の過程をたどることのできる道しるべです。同じ階級に属している生物同士は、性質も似通っています。例えば、ヒト科に属している生物にはチンパンジー属やゴリラ属があります（**図2―1**）。

メタゲノム解析によって、ヒトの腸内マイクロバイオータもこのように分類することが可能になったのです。解析の結果、ヒトの腸内マイ

図2-1 生物分類の階級

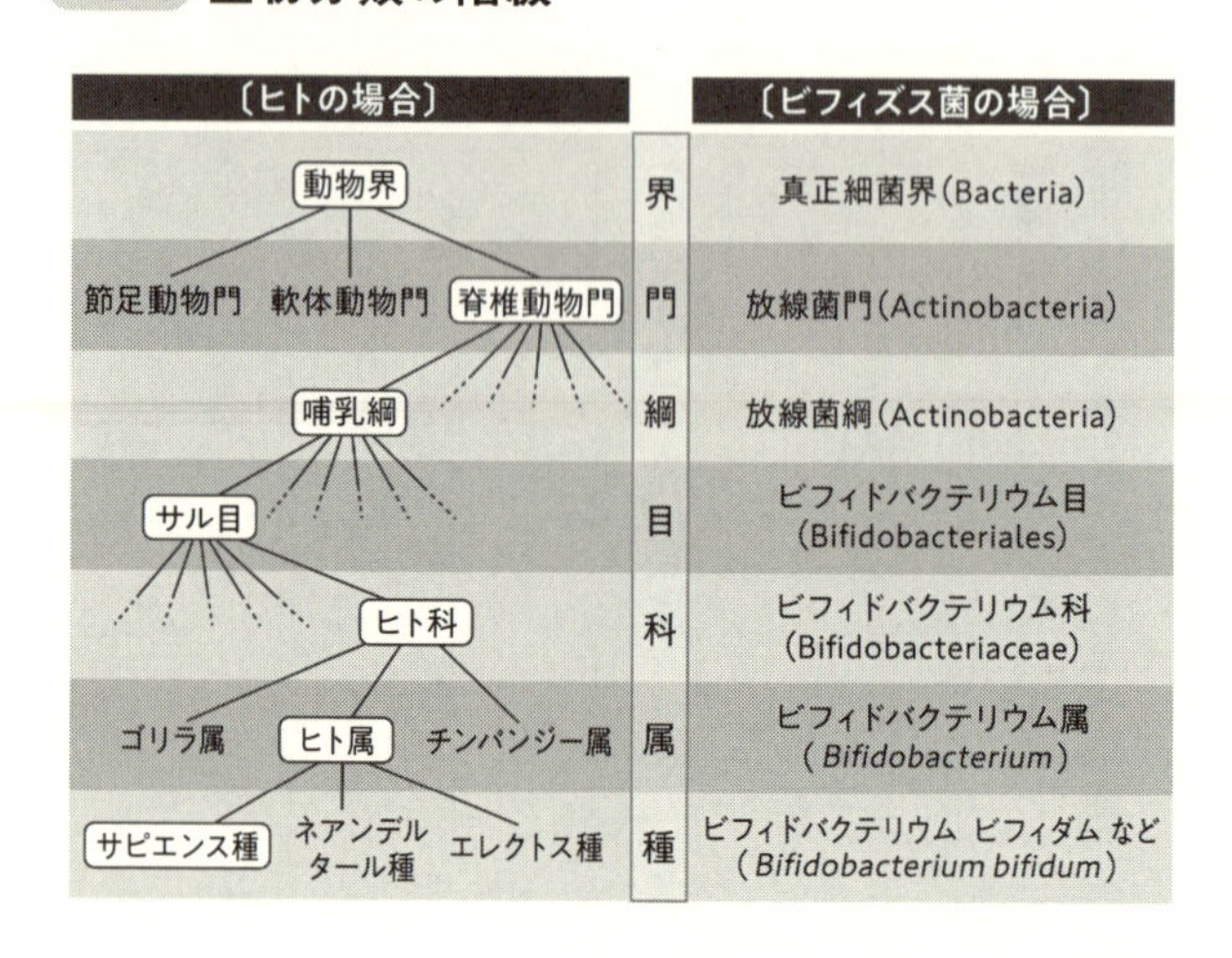

クロバイオータの99%以上は、細菌界における以下の4つの門が優勢であることがわかりました。

①ファーミキューテス門（Firmicutes：名称がBacillotaに改訂された）
②バクテロイデス門（Bacteroidetes：名称がBacteroidotaに改訂された）
　↓ヒトの腸内に多く存在する腸内細菌の代表格で、腸管免疫に影響を与える
③アクチノバクテリア門（Actinobacteria：名称がActinomycetotaに改訂された）
④プロテオバクテリア門（Proteobacteria：名称がPseudomonadotaに改訂された）

※文献等では旧名称が用いられることが多いため、本書も旧名称で統一します。

保有しているヒトは非常に少ないのですが、その他、フソバクテリア門（Fusobacteria）やウェルコミクロビウム門（Verrucomicrobia）、ユーリアーキオータ門（Euryarchaeota）などの細菌も含まれています。なお、日本人の腸内マイクロバイオータは、紹介した4つの門の細菌が90%以上を占めていますが、人種によって少し異なります。欧米人では、4つの門に加えて、ウェルコミクロビウム門とユーリアーキオータ門が加わりますが、日本人ではこの2門は極めて少ないです。

図2-2 ヒトで見られる主な腸内マイクロバイオータ

<table>
<tr><th>ドメイン</th><th>門</th><th>属</th><th>種</th></tr>
<tr><td rowspan="21">細菌</td><td rowspan="7">①
ファーミキューテス
(Firmicutes)</td><td>ラクトバチルス
(Lactobacillus)</td><td>ガセリ (L. gasseri)　ラムノーサス (L. rhamnosus)　ブレビス (L. brevis)　カゼイ (L. casei)</td></tr>
<tr><td>ストレプトコッカス
(Streptococcus)</td><td>サリバリウス (S. salivarius)　ミティス (S. mitis)　インファンティス (S. infantis)</td></tr>
<tr><td>クロストリジウム
(Clostridium)</td><td>ディフィシル (C. difficile)　ブチリカム (C. butyricum)</td></tr>
<tr><td>ユーバクテリウム
(Eubacterium)</td><td>レクターレ
(E. rectale)</td></tr>
<tr><td>フィーカリバクテリウム
(Faecalibacterium)</td><td>プラウスニッツィ
(F. prausnitzii)</td></tr>
<tr><td>ルミノコッカス
(Ruminococcus)</td><td>グナバス
(R. gnavus)</td></tr>
<tr><td>ブラウティア
(Blautia)</td><td>オベウム (B. obeum)　コッコイデス (B. coccoides)</td></tr>
<tr><td rowspan="3">②
バクテロイデス
(Bacteroidetes)</td><td>バクテロイデス
(Bacteroides)</td><td>フラジリス
(B. fragilis)</td></tr>
<tr><td>ポルフィロモナス
(Porphyromonas)</td><td>ジンジバリス
(P. gingivalis)</td></tr>
<tr><td>プレボテラ
(Prevotella)</td><td>メラニノゲニカ
(P. melaninogenica)</td></tr>
<tr><td rowspan="3">③
アクチノバクテリア
(Actinobacteria)</td><td>ビフィドバクテリウム
(Bifidobacterium)</td><td>ロンガム (B. longum)　アドレセンティス (B. adolescentis)　アニマリス (B. animalis)</td></tr>
<tr><td>コリンセラ
(Collinsella)</td><td>アエロファシエンス
(C. aerofaciens)</td></tr>
<tr><td>プロピオニバクテリウム
(Propionibacterium)</td><td>アクネス
(P. acnes)</td></tr>
<tr><td rowspan="3">④
プロテオバクテリア
(Proteobacteria)</td><td>ナイセリア
(Neisseria)</td><td>フラベセンス
(N. flavescens)</td></tr>
<tr><td>エシェリヒア
(Escherichia)</td><td>コリ
(E. coli)</td></tr>
<tr><td>シュードモナス
(Pseudomonas)</td><td>エルギノーザ
(P. aeruginosa)</td></tr>
<tr><td rowspan="2">フソバクテリア
(Fusobacteria)</td><td>フソバクテリウム
(Fusobacterium)</td><td>ヌクレアタム (F. nucleatum)　バリウム (F. varium)</td></tr>
<tr><td>レプトトリキア
(Leptotrichia)</td><td>ブッカリス
(L. buccalis)</td></tr>
<tr><td>ウェルコミクロビウム
(Verrucomicrobia)</td><td>アッカーマンシア
(Akkermansia)</td><td>ムシニフィラ
(A. muciniphila)</td></tr>
<tr><td>古細菌</td><td>ユーリアーキオータ
(Euryarchaeota)</td><td>メタノブレヴィバクテル
(Methanobrevibacter)</td><td>スミティー
(M. smithii)</td></tr>
</table>

組成は人種によっても異なり、日本人の場合は、上から４つの門の細菌が90%以上を占める

内藤裕二『すべての臨床医が知っておきたい腸内細菌叢』（羊土社、2021年）をもとに作成

なお、細菌界の名称はとても複雑で込み入っているため、覚えておかなくても大丈夫です。**図2—2**にまとめておきますので、必要に応じて見返してみてください。

住む地域や人種で大きく変化する

このように、**住む国や地域、さらには人種によって腸内マイクロバイオータは、大きく変化する**のです。なお、ヒトと他の動物、例えばマウスやラットなどと腸内マイクロバイオータを比較すると、その組成は大きく異なります（**図2—3**）。そのため、**マウスやラットを用いた実験結果を、そのままヒトに当てはめて考えることには注意が必要**です。また、体内では胃から大腸に

図2-3 動物によっても腸内マイクロバイオータの組成はこんなに違う

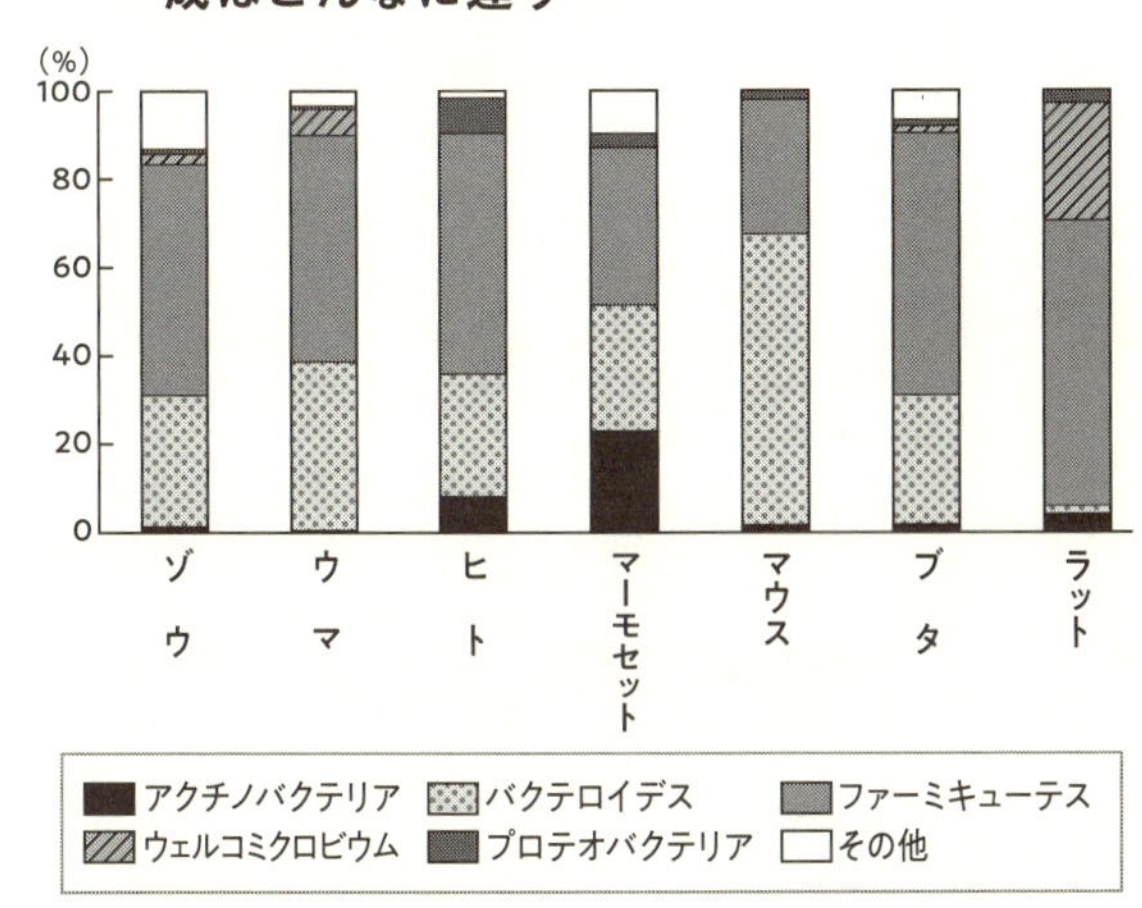

井上亮「動物種と腸内細菌叢」（『化学と生物』60, 251-257, 2022）の図4をもとに作成

向かうにしたがって、周囲の環境（酸性度や酸素濃度）が大きく変化します。それに合わせ、腸内マイクロバイオータもその組成と数が大きく変化します（**図2—4**）。

ちなみに、私たちヒトの腸内マイクロバイオータの中でも、消化吸収を補助したり、免疫を活性化したりする有益な作用をする細菌として、ビフィズス菌や乳酸菌が知られています。これらは「善玉菌」とも呼ばれ、ビフィズス菌は、先ほどの③アクチノバクテリア門に、乳酸菌や酪酸を産生する細菌は①ファーミキューテス門に属します。

一方、私たちの体に対して悪影響を及ぼす代表的な細菌として、①のファーミキューテス門に属するウェルシュ菌やブドウ球菌などがあり、「悪玉菌」とも呼ばれます。そして、

図2-4 消化管の部位によって、細菌の種類も数も変化する

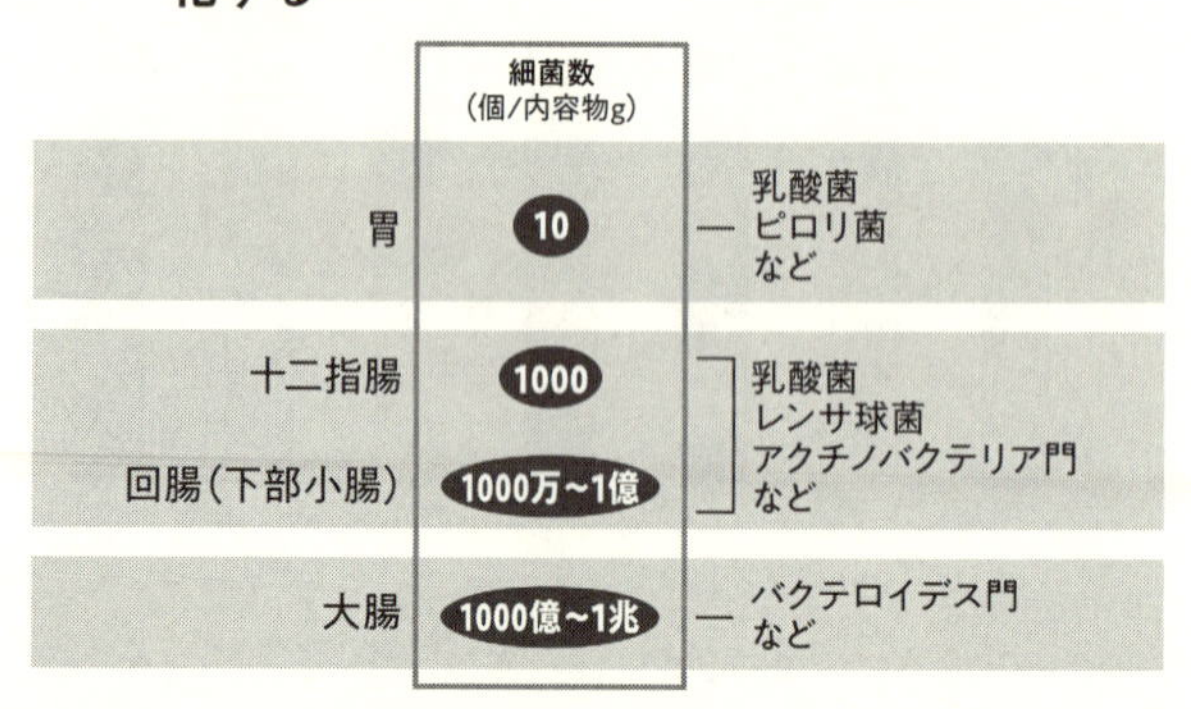

酸性度の強い胃では細菌数は少なく、大腸に向かうにつれて数が増える。細菌の種類も大きく変わる

Sekirov I et al., *Physiological Reviews* 90, 859-904, 2010. の図2をもとに作成

健康なときには大人しくしているけれど、体が弱ってくると、腸内で悪さをするような細菌も私たちの腸内マイクロバイオータには存在します。このような細菌は、「日和見菌」とも呼ばれ、ファーミキューテス門に属するレンサ球菌や、④のプロテオバクテリア門に属する毒を持たない大腸菌やピロリ菌、カンピロバクターなどがあります。

コラム1　善玉菌と悪玉菌

「善玉菌」や「悪玉菌」といった言葉は、世界に誇る日本の細菌学者である光岡知足が提唱しました。光岡は、腸内マイクロバイオータを3つの菌群に分類できるという学説を唱えました。具体的には、一生にわたって宿主であるヒトの免疫防御機構によって排除されることなく、密接な関係を保ち、共生関係にまで至っている細菌群を善玉菌と定義しました。一方、ヒトの健康状態が悪くなったときに増加する細菌群を悪玉菌、ヒトの免疫力が低下すると病原性を発揮して、いわゆる〝日和見感染〟を起こす細菌群を「日和見菌」と定義しました。なお、腸内マイクロバイオータのうち20％が善玉菌で、10％が悪玉菌、残りの70％が日和見菌ともいわれています。

腸内マイクロバイオータの組成はどのように決まる？

ヒトの腸内マイクロバイオータの組成がどのように作られるのか、胎児を調べた研究があります。胎盤や羊水、帝王切開で生まれてきた子の胎便（お腹の中にいるときに作られる便）が調べられ、そこから細菌由来の遺伝子が検出されています。[2-5~2-7] これはつまり、出生前から腸内マイクロバイオータが存在している可能性を示しています。これらのことから、腸内マイクロバイオータは、母親の腸内マイクロバイオータそのものが胎盤を通じて胎児の腸内マイクロバイオータを形成しているのではないかと考えられています。[2-8]

一方で、生まれる前の胎児は無菌の状態で腸内マイクロバイオータはほとんど存在しないのではないかという研究報告もあり、まだはっきりとしていないのが現状です。[2-9] ただいえることは、胎児は出産直後、母親の産道や皮膚に存在する細菌叢や環境中に存在する細菌に触れることで、腸内マイクロバイオータが形成されていき、3歳の頃までに成人と同様に個々人に特異的で安定した状態になるということです。

そして、一度獲得された腸内マイクロバイオータは、その後は比較的安定な状態で維持されます。[2-10] なお、この**腸内マイクロバイオータは、国籍や年齢、個人ごとにその組成が異なります**。日本人の場合、他国の人と比較して、ビフィズス菌が優勢で、炭水化物やアミノ酸代謝に優れた細菌類が多いことが明らかになっています。
欧米人の場合、腸内マイクロバイオータ中に食物繊維を分解してメタンを産生する細菌が多く存在しますが、日本人の場合、食物繊維から酢酸を産生する細菌が多く存在します。また、最近の研究によると、日本人の腸内には、海苔（スサビノリ）やワカメに含まれているポルフィランという多糖類を分解する酵素遺伝子を保有した細菌、バクテロイデス プレビウス（*Bacteroides plebeius*）が存在し、北米人には存在しないことが明らかになっています。[2-11]
ヒト自身はポルフィランと呼ばれる多糖類を分解できないのですが、日本人は海苔を普段から多く食する習慣があるため、偶然、細菌がポルフィランを分解する遺伝子を獲得したのではないかと考えられています。日本人の９割が、この海藻に含まれる多糖類を分解するための酵素遺伝子を持つ腸内マイクロバイオータを保有しているそうです。[2-12]

腸内細菌が変化したら肥満になった

さて、話をメタゲノム解析に戻しましょう。先ほど登場したゴードンは、腸内マイクロバイオータの機能を明らかにするために、メタゲノム解析に新しい研究手法を組み合わせました。具体的には、動物の赤ちゃんを帝王切開または子宮を切断することで母親から無菌的に取り出し、その後、無菌状態を保ったまま飼育できる隔離装置の中で人工的に保育します。このようにして飼育した動物を**無菌動物**と呼びます。

そして無菌動物に、すでに種類のわかっている微生物を投与し、腸に定着させます。こうして作出した動物を使って実験したのです。ちなみに、このような「その生き物が保有している微生物の種類がすべて特定されている動物」のことを**ノトバイオート**と呼びます。

ゴードンは、無菌マウスにマウスやヒトの腸内マイクロバイオータを移植する実験を行い、腸内マイクロバイオータの生理作用を解析しました。具体的には、レプチンというペプチドホルモンが分泌されないために肥満や2型糖尿病を発症する「肥満マウス」と、正常なマウスの腸内細菌を比較しました。

その結果、肥満マウスでは先ほどの②（65ページ）バクテロイデス門に属する細菌が少なく、逆に①のファーミキューテス門に属する細菌が多いことを発見しました。

次に、無菌マウスに正常マウスまたは肥満マウスの便を移植すると、正常マウスの便を移植されたマウスと比較して、肥満マウスの便を移植されたマウスでは劇的に体重が増加し、体脂肪が約50%も増加したのです。さらに、無菌マウスに肥満したヒトの腸内マイクロバイオータを移植すると、マウスが肥満化しました。

これらのことから、**腸内マイクロバイオータの組成が体脂肪の蓄積に影響を与える**ことが明らかになりました。[2-13] そして、肥満マウスと肥満のヒトの腸内マイクロバイオータでは、①のファーミキューテス門の細菌が多く、一方で②のバクテロイデス門の細菌が少ないため、ファーミキューテス門とバクテロイデス門の比（F/B比）が高くなり、このF/B比が高いことが肥満を引き起こすのではないかと考えられるようになりました。

その後、栄養状態や食生活の大きく異なるイタリア都市部の子供と西アフリカのブルキナファソという国の農村部の子供の糞便中に含まれる腸内マイクロバイオータを比較する研究が行われました。食物繊維を多く含む食事を摂取しているブルキナファソの農村部の子供たちの腸内マイクロバイオータは、②のバクテロイデス門が腸内マイクロバイオータ全体の約70％も占めていました。一方で、高脂肪で食物繊維の少ない食事を摂取しているイタリア都市部の子供たちでは、①のファーミキューテス門が腸内マイクロバイオータ全体の約51％と過半数を占め、②のバクテロイデス門はわずか約27％でした。これらの結果から、**食事によって腸内マイクロバイオータの組成が大きく変化する**ことがわかったのです。[2-14]

ゴードンの研究チームは、片方が肥満でもう片方が健常である遺伝的に同一であるヒトの一卵性双生児の糞便を無菌マウスに移植する実験を行いました。その結果、肥満者の腸内マイクロバイオータを移植したマウスは肥満化しましたが、健常者の腸内マイクロバイオータを移植したマウスでは、肥満化することはありませんでした。

この結果から、一卵性双生児は遺伝的に同一であるため、**遺伝子の変異によって肥満が起こっ**

たというよりも、高脂肪で食物繊維の少ない食生活によって腸内マイクロバイオータの組成が変化し、その結果として肥満化するのではないかと考えられるようになりました。[2-15]

ストレスの多い環境で感染症が起こりやすいわけ

食生活だけでなく、ストレスによって腸内マイクロバイオータの組成が変化することも明らかになっています。1970年代、アメリカ航空宇宙局（NASA）が宇宙ステーション（スカイラブ計画）を打ち上げましたが、それを運用するにあたり、宇宙飛行士に対して行われた研究があります。極めて狭い宇宙ステーションや宇宙船内に長時間閉じ込められるという、精神的にも肉体的にもストレスの高い状態で体にどのような変化が起こるのか、さまざまな角度から検討されたのです。

その中の一つに、宇宙飛行士の飛行訓練前後の糞便中の腸内マイクロバイオータを解析したものがあります。解析の結果、飛行訓練後に②のバクテロイデス門の細菌が増加する一方で、①のファーミキューテス門の細菌が減少していました。[2-16]

一方、ソ連（当時）においても宇宙飛行中の飛行士の腸内マイクロバイオータが解析されています。その結果、飛行訓練前から腸内マイクロバイオータの組成が変化していて、宇宙飛行中には、乳酸菌やビフィズス菌といった細菌が減少し、その代わりに大腸菌群が増加していたことが

明らかになりました。[2-17]

日本では、阪神・淡路大震災後の心理的にも身体的にもストレスの高い状態において、糞便中の腸内マイクロバイオータにカンジダ菌が増えることが報告されています。[2-18] カンジダ菌は、免疫機能が低下している人に生じる、日和見感染の原因となる菌として知られています。つまり、**ストレスによって腸内マイクロバイオータの組成が変化し、健康な状態では感染しないような弱い病原性の微生物による感染症が起こりやすくなる**のです。

このように、何らかのきっかけによって腸内細菌の総菌数が著しく減少したり、腸内マイクロバイオータの組成が変化したり、あるいは通常は見られない菌種が異常に増殖することがあるのです。これらを**ディスバイオシス**と呼びます。

母親のストレスが子にまで影響を及ぼす

出産前後の期間（周産期）の母体に対するストレスが腸内マイクロバイオータにどのような変化を引き起こすのかについても解析が行われています。

アカゲザルの赤ちゃんを母親から離すと、分離3日後から赤ちゃんの腸内マイクロバイオータの組成や菌数に変化が見られ、とくに乳酸菌が減少することがわかりました。この乳酸菌の減少と相関して、アカゲザルの赤ちゃんは奇声を頻繁にあげるようになり、その後は活動性が低下

し、意欲が低下するといったストレス行動を示すようになったのです。[2-19]

また、妊娠したアカゲザルに6週間にわたり毎日10分間、大都市の騒音と同じような大音量の警報音を断続的に聞かせるというストレスを与えたところ、驚くべき結果が得られました。

生まれた赤ちゃんアカゲザルの糞便中の腸内マイクロバイオータを調べると、乳酸菌やビフィズス菌の細菌が有意に減少していたのです。これらのことから、母体が受けたストレスは、次の世代の赤ちゃんの腸内マイクロバイオータにまで影響を及ぼすことがわかりました。[2-20]

ラットに対しても同様な実験が行われ、妊娠中期から後期のラットに狭い場所に一定時間閉じ込めるストレスを与えると、生まれてきた赤ちゃんラットの腸内マイクロバイオータに占める乳酸菌の割合が減少することが報告されています。[2-21] このように、**周産期のストレスは、母体だけでなく生まれてきた赤ちゃんの腸内マイクロバイオータにディスバイオシスを引き起こすことで、ストレスを次の世代に伝える可能性がある**のです。

ストレスと腸内マイクロバイオータ

小腸には、病原性の細菌に素早く応答して、その細菌を殺菌するための**αディフェンシン**という物質を分泌する細胞（パネート細胞という）があります。一方でこのαディフェンシンは、腸内マイクロバイオータにはほとんど殺菌効果を示しません。そのため、αディフェンシンがパネート細胞から正しく分泌されないと、腸内マイクロバイオータのバランスが乱れ、炎症性腸疾患などの発症を引き起こすと考えられていました。

その後、このαディフェンシンは、別の疾患にも関与する可能性が報告されました。具体的には、うつ病モデルマウスにストレスを与えると、パネート細胞から分泌されるαディフェンシンの量が低下したのです。その結果、腸内で病原性の細菌が増え、腸内マイクロバイオータの組成が変化することがわかりました。[2-22]

ストレスの情報を処理するのは脳であるため、こうしたストレスに関する研究成果から、脳腸相関に腸内マイクロバイオータが関与しているのではないかと考えられるようになってきたのです。

腸内が変わると不安行動が増える

ストレスによって腸内マイクロバイオータが変化するという研究結果から、今度は、逆に腸から脳へ何らかの情報が伝達されているのではないかと考えられるようになりました。そこから、驚くべきことがわかってきました。なんと、**腸内マイクロバイオータの組成が変化して腸内環境が変わると、行動にも変化が現れる**というのです。

体内と体表に微生物（細菌だけでなくウイルスや寄生虫を含む）が存在せず無菌状態で飼育さ

れたマウス（無菌マウス）と、体内と体表に特定の病原体は存在しないけれども腸内マイクロバイオータは存在するマウス（specific pathogen free：「ＳＰＦマウス」と呼ばれます）に、狭い空間に一定時間閉じ込めるストレスが与えられました。

　すると、無菌マウスでは、ストレスを受けた際に**副腎皮質刺激ホルモン**や副腎皮質から分泌される糖質コルチコイド（**コルチゾール**）の分泌量が有意に増加しました。副腎皮質刺激ホルモンやコルチゾールは、私たち健康なヒトにおいても、一時的なストレスに対応するために分泌されます。分泌量が増えることは、ストレスが増大したことを意味します。

　そこで無菌マウスの腸に特定のビフィズス菌だけを定着させ、一定時間閉じ込めるストレスを与えたところ、このストレスに対する反応性がＳＰＦマウスと同様のレベルにまで有意に低下しました[2-23]。つまり、ストレスに対する抵抗性が高まったのです。**腸にビフィズス菌を定着させたことでストレスに強くなった**、といい換えることもできます。

　しかし、無菌マウスに、有用性も病原性もない中立的な特定の細菌だけを定着させても、ストレスに対する反応性を抑制することはありませんでした。これらの結果から、**無菌マウスのストレスに対する過剰な反応性は、腸内マイクロバイオータ（とくにビフィドバクテリウム属の細菌）によって、腸から脳へ伝達する何らかの情報によって抑制される**ことが明らかになったのです。

マウスの行動の変化を見るには、マウスにとって新奇で何もない広い空間（オープンフィールドといいます）で、一定期間自由にさせるという実験を行います。マウスはまず、後ろ足で立ち上がったり歩き回ったりと、自分が置かれた新たな環境について探索を行います。私たちヒトも新しい環境に入ると緊張して落ち着きませんが、マウスも緊張するためこのような行動を取るようになります。この際マウスは、くまなく歩き回って探索するわけではなく、オープンフィールド装置の中央には行かずに壁に触れながら歩き回ります。その他、脱糞や排尿、さらに不安が高い状態では、じっとその場に留まって動かなくなる行動（すくみ行動と呼ばれます）を示すこともあります。オープンフィールド装置を用いることで、マウスの自発的運動量や活動性だけでなく、マウスの不安や恐怖といった情動面についても評価することができるのです。

オープンフィールド装置に、腸にビフィズス菌を定着させた無菌マウスを入れて観察したところ、歩行距離が増加するだけでなく、オープンフィールド装置の中央部分の探索も行うことから、不安行動が低下していることが明らかになりました[2-24]。また、**無菌マウスでは、脳の記憶を司る海馬や情動を司る扁桃体のニューロンの生存や成長に必要不可欠な脳由来神経成長因子の発現が低下**していました。

一方、SPFマウスの腸内マイクロバイオータを除去するために抗菌剤を飲ませ、**腸内マイクロバイオータの組成を撹乱させると、海馬や扁桃体での脳由来神経成長因子の発現が低下し、不**

安行動が増えるという異常が見られたのです。[2-25]

腸内環境の変化によって行動にまで変化が起こるということが、こうした実験から確かめられてきました。

膣内マイクロバイオータと子の精神疾患

これまで腸内のマイクロバイオータのことをお話ししてきましたが、じつはマイクロバイオータは腸だけでなく、口腔や肺、さらには膣にも存在します。体のさまざまな部分に、個体によって組成の異なる微生物の集団が存在するのです。そして、最近では膣内マイクロバイオータの組成もストレスによって変化することがわかってきています。

妊娠中にストレスを受けた母親マウス（「ストレス母親マウス」とします）とストレスを受けていない妊娠マウス（「健常母親マウス」とします）の膣内マイクロバイオータを、帝王切開で生まれた直後の赤ちゃんマウスの腸内に移植するという実験が行われました。お腹を切る帝王切開では、赤ちゃんは母親の膣を通らないため、その赤ちゃんマウスは膣内マイクロバイオータに触れていない状態で生まれます。

その結果、健常な赤ちゃんマウスと比較して、「ストレス母親マウス」から生まれてきた赤ちゃんマウスと、「ストレス母親マウス」の膣内マイクロバイオータを出生直後に腸内に移植された赤ちゃんマウスでは、腸内マイクロバイオータの組成が異なり、コルチゾールといったストレスホルモンの血中濃度が上昇し、ストレス状態にあるという変化が見られました。
また、「ストレス母親マウス」から生まれてきた赤ちゃんマウスの腸に健常母親マウスの膣内マイクロバイオータを移植しても、子宮内でストレスにさらされた赤ちゃんに生じた影響を解消することはできませんでした。
これらの結果から、母親マウスが妊娠中に受けたストレスは、出生前の赤ちゃんマウスに直接的に影響を与えるだけでなく、母親マウスの膣内マイクロバイオータの組成を変化させ、その膣内マイクロバイオータに赤ちゃんマウスが出産時に触れることで、間接的にも赤ちゃんマウスに影響を与える可能性があることがわかりました。[2-26]
ヒトの場合、妊娠中に母親がストレスを受けることで、子供の情緒や行動に影響が見られる場合があり、母親が受けるストレスは、子供にメンタル面の不調を引き起こすリスク因子の一つではないかと考えられています。先に紹介したマウスの実験結果を脳の構造が非常に複雑なヒトにそのまま当てはめて考えることは非常に乱暴ですが、想像をたくましくして考えると、**ストレスによって母親の膣内マイクロバイオータが変化し、出産時に赤ちゃんがその膣内マイクロバイオータに触れることで、子供の情緒や行動に影響を及ぼす可能性**があるかもしれません。いずれにしても、今後ヒトにおいても膣内および腸内マイクロバイオータが情緒や行動を変化させるのかどうかについての研究が待たれます。

腸と脳をつなぐもの

これまでの話を整理すると、腸と脳の間の情報伝達を担うものとして、次の4つがあることがわかっています。

① 脳から腸へと情報を伝達する遠心性迷走神経
② 腸から脳へと情報を伝達する求心性迷走神経
③ 視床下部から分泌される各種ホルモンや腸内分泌細胞が分泌する消化管ホルモン
④ 腸内マイクロバイオータ

4つ目については、腸内マイクロバイオータの組成の変化がどのようなメカニズムで脳の機能に影響を与えるのか、という大きな疑問も残っています。一方で、近年の解析技術の向上により、腸内マイクロバイオータがさまざまな物質を産生し、分泌・代謝していることがわかってきました。そして、この腸内マイクロバイオータが産生する多様な代謝物（**腸内代謝物**）が、さまざまな情報伝達経路を介して、脳と双方向の情報のやり取りを行っていることが明らかになりつつあります。このような経路は**腸内マイクロバイオーター腸ー脳相関**と呼ばれています。

ヒトやマウスなどにおいて、食物繊維は、腸内マイクロバイオータによって短鎖脂肪酸（脂肪酸の炭素の数が6個以下のもの）に分解されます。この短鎖脂肪酸には、酢酸、プロピオン酸、酪酸、イソ酪酸、イソ吉草酸などがあります。なおヒトの大腸では、酢酸、プロピオン酸、酪酸の順に濃度が高いことが知られています。

これら短鎖脂肪酸の大部分は、大腸の粘膜から吸収され、大腸の表面を覆っている上皮細胞の増殖や粘液の分泌、水分の吸収のためのエネルギー源として利用されます。また吸収された短鎖脂肪酸の一部は、血流を介して全身に輸送され、肝臓や筋肉、腎臓などのエネルギー源としても利用されます。

この腸内マイクロバイオータが産生する短鎖脂肪酸のはたらきを調べるための研究が行われました。無菌マウスでは、交感神経の活動が亢進していることが知られているのですが、そこで無菌マウスの腸に短鎖脂肪酸を産生する細菌を移植する、あるいは短鎖脂肪酸を飲み水の中に加えて投与してみたのです。すると、この交感神経の過剰な興奮が抑制され、正常な状態に戻りました。[2-27]

また、酪酸をマウスに経口投与すると、大脳の前頭皮質（情動や動機づけに基づいて意思決定を行うと考えられている脳内の重要な部位）の脳由来神経成長因子の発現が高まり、うつ様の症

状が改善されることも報告されています。[2-28]

短鎖脂肪酸以外にも、腸内マイクロバイオータが産生する物質が脳や全身に影響するということがさまざまな研究からわかってきています。

腸内マイクロバイオータ中のバクテロイデス属やビフィドバクテリウム属などいくつかの細菌種は、神経伝達物質であるGABAやセロトニンを産生します。そのため、無菌マウスの大腸ではセロトニンの産生量が低下しています。[2-29]セロトニンは、腸管神経系を刺激し、腸管の蠕動運動を調節しますが、実際、大腸のセロトニン産生量が低下している無菌マウスでは蠕動運動が低下しています。

腸管神経系は、腸から脳へと情報を伝達する求心性迷走神経を活性化することで脳に情報を伝達するはたらきもあります。腸内マイクロバイオータが産生する神経伝達物資が存在しないため、**無菌マウスでは腸から脳へ情報があまり伝達されない状態となり、それがうつ様の症状を引き起こす原因の一つになっているのではないか**と考えられているのです。さらに**セロトニンは、免疫系の細胞も刺激して免疫機能の恒常性の維持にも関与しているため、無菌マウスでは免疫機能が低下している**のです。

また、腸内マイクロバイオータが産生する腸内代謝物の一部は、体内に吸収され、血流を介して脳に到達すると考えられており、腸内代謝物が直接脳を活性化するシグナル伝達経路も存在する可能性があります（**図2―5**）。

以上のように、腸と脳をつなぐものとして、**最近では腸内マイクロバイオータと、それが産生する腸内代謝物が、脳機能を調節する極めて重要な因子である**ことが明らかになってきているのです。

図2-5 腸と脳をつなぐもの

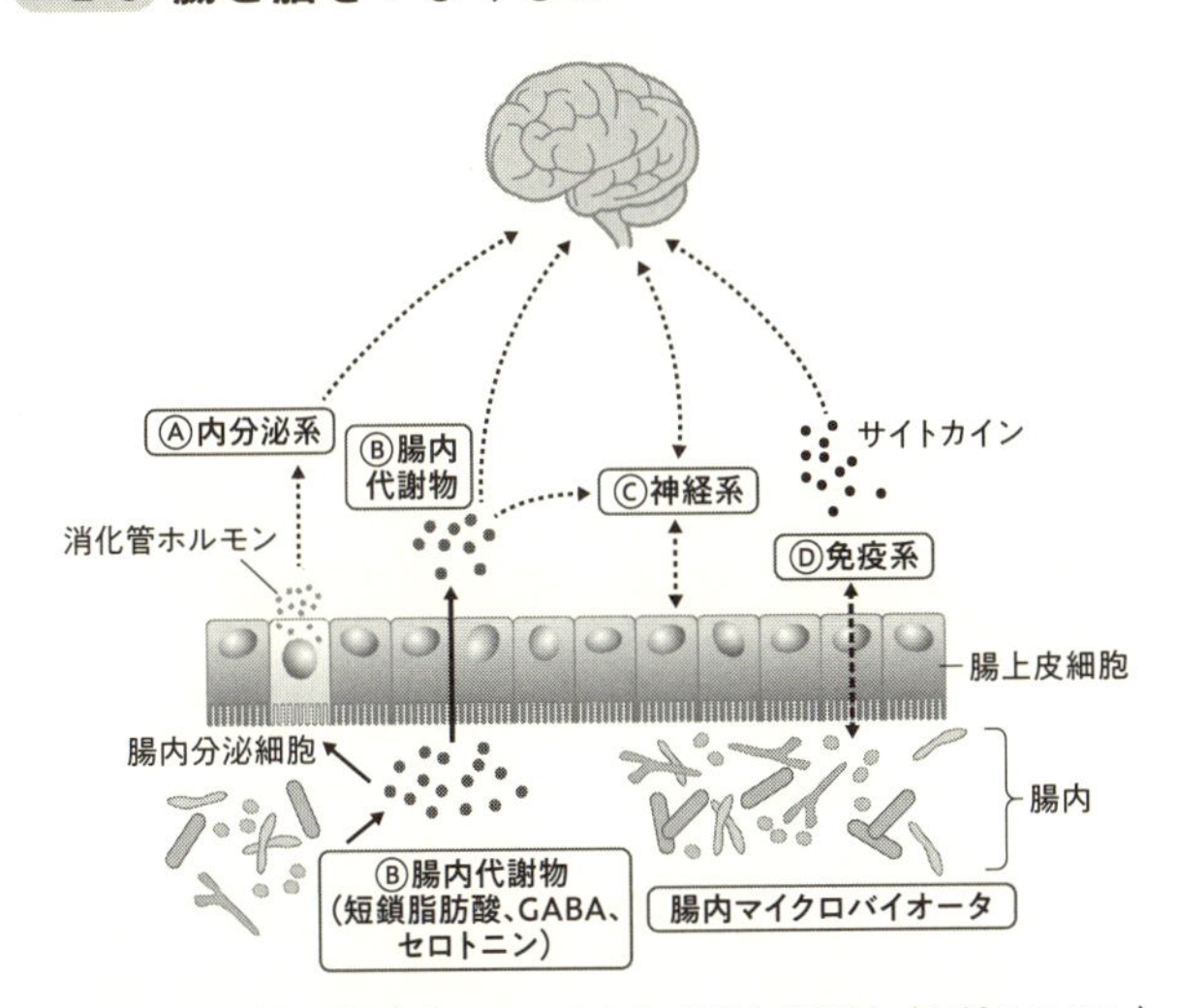

腸と脳の間で情報を伝達するルートとしてⒶ内分泌系（各種ホルモン）、Ⓑ腸内代謝物、Ⓒ神経系、Ⓓ免疫系が知られている。実線の矢印は物質の動きを示す

長谷耕二「精神疾患と腸内細菌」（『実験医学』39, 1349-1355, 2021.）を参考に作成

第2章のまとめ

・脳腸相関には、「脳↓腸」と「腸↓脳」の両方の情報伝達系が存在し、前者を「脳腸軸」、後者を「腸脳軸」と呼ぶ。
・腸内マイクロバイオータは、私たちが消化・吸収できないさまざまな物質を分解し、代謝する。その過程で産生される腸内代謝物は、腸管神経系の調節や消化管ホルモンの分泌を促す。つまり、腸内マイクロバイオータは、脳腸相関を調節する隠れた臓器でもある。このような調節経路を、「腸内マイクロバイオータ−腸−脳相関」と呼ぶ。
・腸内マイクロバイオータ中のＤＮＡを抽出しメタゲノム解析することで、腸内マイクロバイオータに含まれる細菌の組成や機能を推定できる。
・ストレスにより腸内マイクロバイオータの組成や通常見られない菌種が異常に増殖する「ディスバイオシス」が起こる。また、ディスバイオシスによって炎症性腸疾患の発症率が高くなる。
・腸内マイクロバイオータの組成が変化することで、全身の代謝や免疫、さらには行動が変化する。これらはマウスの実験結果であり、ヒトにおいても同様の変化が起こるのかどうかについての研究が待たれる。

第2部

ここまでわかった！
「脳を支配する腸」
の最新研究

腸内の環境は、なんと睡眠や記憶、精神疾患、さらには食欲や肥満、行動にまで影響を与えることがわかってきています。まるで「腸が脳を支配している」かのようにも見えてきます。第２部では、脳腸相関が私たちの体調にどう関わっているか、最新の研究成果を交えて紹介していきます。

第3章 腸と睡眠の関係

最近、「睡眠の質の改善効果が期待できる」といった宣伝文句の乳酸菌飲料などをよく見かけます。近年になり、腸内に存在する**腸内マイクロバイオータ**が脳腸相関に関わっていることが知られるようになりましたが、直感的には、腸と睡眠に関係があるようには思えません。一体どのようなしくみで乳酸菌などの腸内マイクロバイオータが睡眠の質を改善するのでしょうか？　本章では、腸内マイクロバイオータと睡眠との関係について見ていきましょう。

睡眠リズムのしくみ

まず、睡眠のしくみはどのようになっているのでしょう。私たちは、1日周期で寝たり、起きたりを繰り返します。これは、太陽が沈んで外が暗くなったり、あるいは太陽が昇って外が明るくなったりすることで直接的に引き起こされているわけではありません。陽の光や外気温などの外部環境の影響を受けないよう、外界とのつながりが遮断された実験室で生活をしても、約1日周期の活動や体温のリズムが維持されます。

このしくみは、**体内時計**、もしくは、おおむね1日周期のリズムなので**概日（がいじつ）リズム**（**サーカディアンリズム**）と呼ばれ、私たちヒトを含む哺乳類だけでなく、シアノバクテリアや植物にも存在します。

ヒトを含む哺乳類の概日リズムの周期は約25時間で、1日（24時間）よりも若干長くなっています。そのため私たちの体内には、体内時計の進みを早めて1日24時間の周期に調節するしくみが備わっています。

では、どのようにして体内時計の時刻合わせが行われているのでしょうか。太陽が昇って、陽の光を眼の網膜で感知すると、その情報は視覚野という視覚を司る脳領域に伝達されます。ただ、光の情報の一部は、脳の視床下部の**視交叉上核（しこうさじょうかく）**と呼ばれる部位へ伝えられます。すると、視交叉上核の体内時計（**中枢時計**と呼ばれます）のリズムが1時間だけ前に進められ、時刻合わせが行われます。つまり、視交叉上核が概日リズムの中枢で、陽の光が時刻合わせをするための刺激です。

この概日リズムは、**時計遺伝子**と呼ばれる数種類の遺伝子のはたらきによって調節されています。**時計遺伝子は、視交叉上核だけでなく、肝臓や筋肉、脂肪細胞や腸管などのさまざまな組織の細胞でも機能しています**。

陽の光を浴びると、これら時計遺伝子が活性化されてタンパク質が作られ、そのタンパク質の量が周期的に増減することで、私たちの体のリズムを生み出しているのです[3-1]（**図3―1**）。一方、時計遺伝子（図3―1の場合、*Per1*遺伝子）の活性化の上昇期（早朝）に起きて早朝の陽の光を浴びると、時計の位相が前へ進みます。一方、タンパク質が産生されるというリズムの降下期（夜間の前半）で起きて光を浴びると、時計の位相が後ろへずれます。つまり、夜に強い光を浴びてしまうと、タンパク質が産生されるリズムが変化し、その結果、中枢時計が狂ってしまうのです。

図3-1 光によって時計遺伝子の位相がずれる

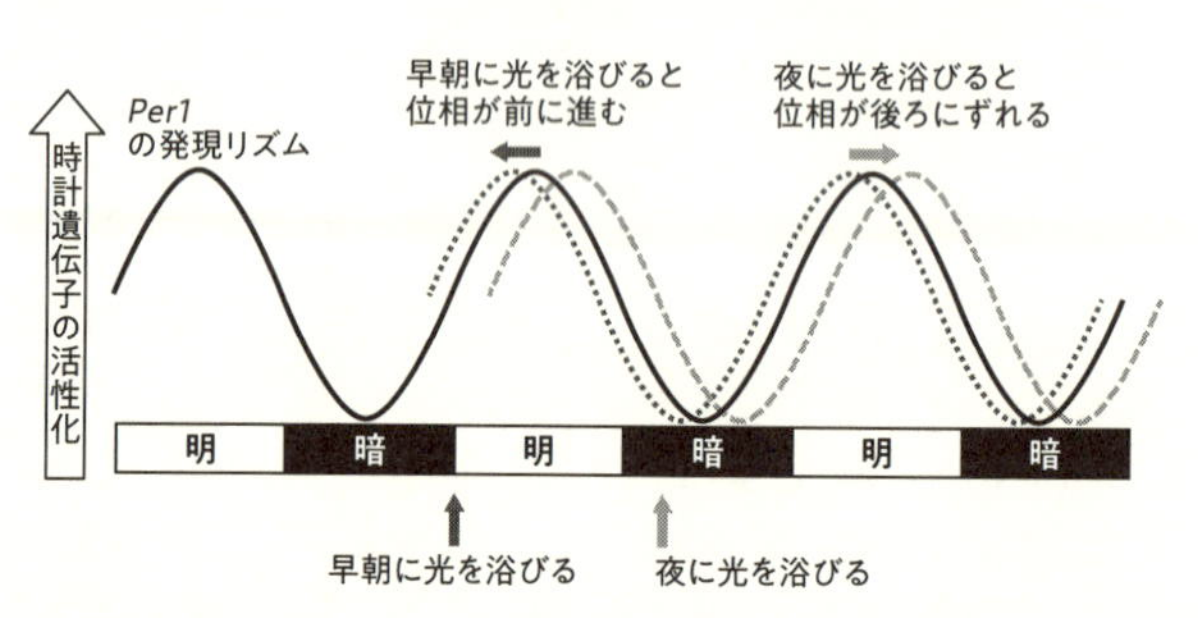

体内時計は約25時間のリズムがあるが、早朝に太陽の光を浴びることで位相が１時間早まり、24時間に調節される

食事が体内時計に影響するわけ

さて、ここまでの説明では、まだ睡眠と腸には何の関係もなさそうだと思われるかもしれませんが、ここから少しずつ腸とのつながりを紐解いていきます。

時計遺伝子は全身のさまざまな細胞にも存在するとお話ししましたが、同じように、概日リズムも心臓や肝臓、さらには脂肪細胞や筋肉など全身に存在しています。そのため、肝臓や腎臓などの末梢臓器にも、それぞれに**末梢時計**と呼ばれる概日時計が存在するのです。代謝やイオン濃度の調節など、それぞれの臓器に特有の機能を制御しています。

末梢時計は全身の臓器にいくつも存在するので、各臓器の時計の時刻がずれないよう、視交叉上核の中枢時計が全身の時刻合わせをする役割を担っているというわけです。先ほどもお話ししたように中枢時計は、光の刺激によって時刻合わせを行います。光刺激をきっかけに、ホルモンや神経伝達物質などを介して、中枢時計と末梢時計の時刻を合わせるのです[3-2]。

ただ、肝臓などの末梢時計は、中枢時計からの制御だけでなく、外界からの刺激によっても時刻合わせが行われます。外界からの刺激とは、食事です。食事によって体内時計が調節されるしくみを紹介しましょう（**図3―2**）。

マウスは夜行性のため、活動が盛んになる夜（**暗期**）に餌を食べます。一方、昼（**明期**）で

図3-2 体内時計が調節されるしくみ

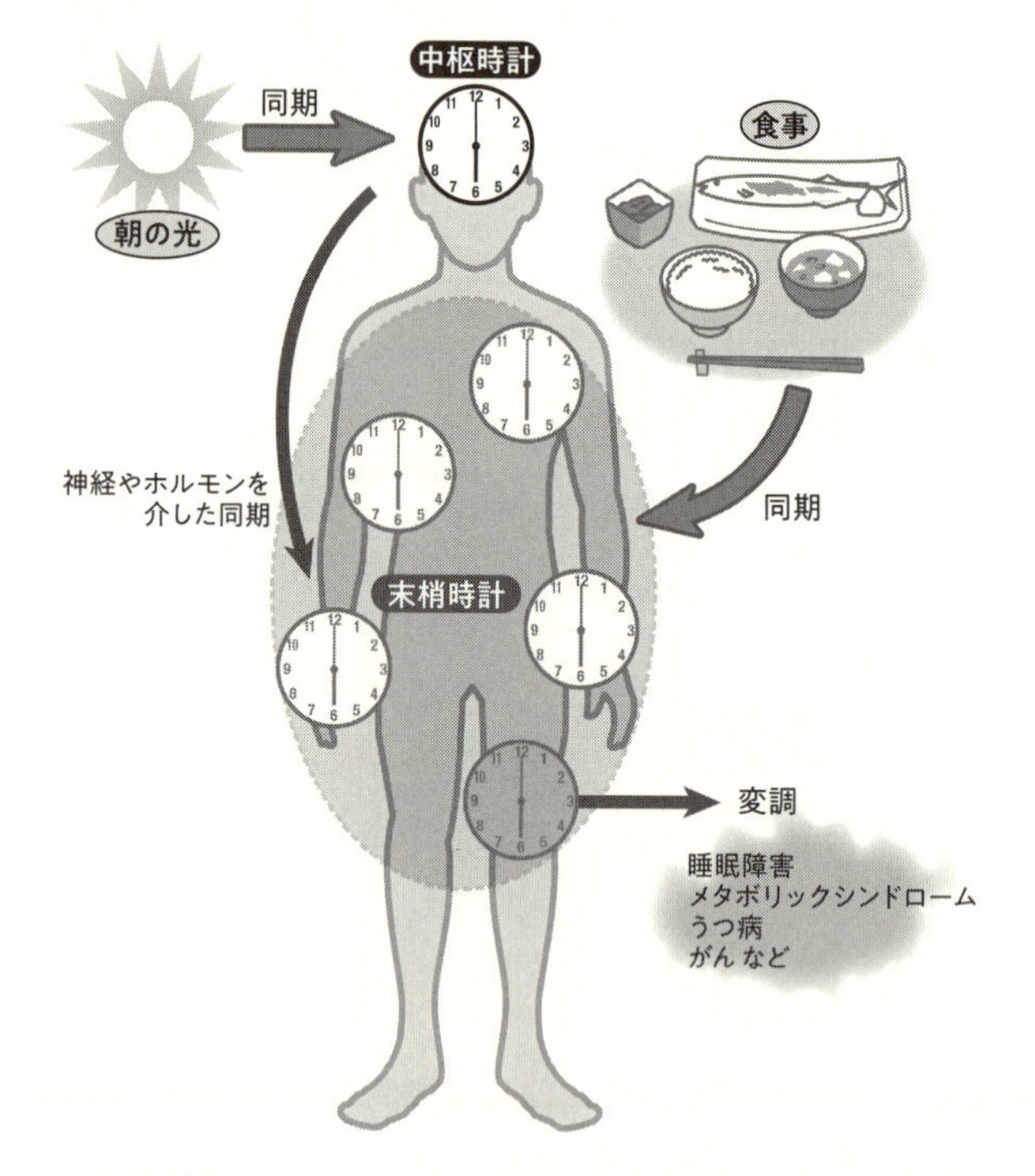

朝の光が刺激となって、脳にある中枢時計の時刻が調節され、神経やホルモンを介して全身の臓器にある末梢時計の時刻合わせも行われる。末梢時計は食事の刺激によっても時刻が調節される。全身の時計が合わずに変調を起こすと、さまざまな疾患につながる

は、マウスは眠っています。そこで、いつもは眠っている明期に餌を与えると、肝臓の時計遺伝子の概日リズムが変化して、餌を食べる時刻に概日リズムが同調するようになります。食事の時間によって体内時計が狂ってしまうのです。

食事の時間と体内時計の同調を引き起こす刺激は、餌を食べることによって膵臓のβ細胞から分泌されるインスリンだと考えられています。[3-3] じつは、餌に含まれる栄養素（炭水化物、脂質、タンパク質）の種類や量によっても概日リズムへの影響が異なることがわかってきました。インスリンは、体内に取り込まれた糖質によって、分泌が促されます。糖質の中でも、ジャガイモに含まれる消化性多糖類のデンプンが、肝臓の末梢時計のリズムを強力に変化させることがわかりました。一方で、同じ糖類であっても難消化性多糖類（食物繊維など）の一種は、インスリンの分泌を引き起こしにくく、末梢時計のリズムを変化させにくかったのです。[3-4]

腸においても、腸管の表面を覆っている**腸管上皮細胞**の増殖や**腸管バリア機能**、また栄養素の吸収にも概日リズムがあります。[3-5] 腸管バリア機能とは、腸管における、食事由来の炎症反応を引き起こす抗原物質や細菌などが血中に入り込まないようにするしくみです。

マウスの腸管上皮細胞の場合、時計遺伝子がブドウ糖（グルコース）の吸収やペプチドの吸収に関与するタンパク質の産生量を調節しています。具体的には、活動が盛んになる暗期にグルコース吸収に関係するタンパク質が、眠っている時間帯の明期にはペプチドの吸収に関係するタ

ンパク質の産生量が増加することで、暗期にグルコースの吸収が増加し、明期にペプチドの吸収が増加します。[3-6]

第7章で詳しくお話しする胃の内分泌細胞にも、概日リズムがあります。そのため、時計遺伝子の一つ（*Bmal1*という遺伝子）が欠損したマウスでは、概日リズムがなく、餌を食べる量の**日内変動**（1日の中で変動すること）が見られません。[3-7, 3-8]

このように、腸管の機能に関係するさまざまな分子に日内変動が起こることから、その腸管の内部、つまり腸管管腔内に存在する腸内マイクロバイオータにも何らかの影響が及んでいるのではないかと考えられるようになったのです。

睡眠障害が肥満や大腸がんを引き起こす？

腸の機能に日内変動があるということは、腸内マイクロバイオータの組成が1日の間で変動しているということでしょうか？

マウスの糞便を6時間ごとに回収し、その糞便に含まれる腸内マイクロバイオータの種類を解析したところ、腸管内に存在する乳酸菌の一種であるラクトバチルス ロイテリ菌の数が活動期（暗期）に減少していました。一方で、デハロバクテリウム属の細菌が増加していました。

つまり、腸内マイクロバイオータの組成が日内変動することがわかったのです。それによっ

て、腸内マイクロバイオータが産生する腸内代謝物の種類も日内変動していました。[3-9～3-11]
ところが、時計遺伝子を欠損しているマウスでは、腸内マイクロバイオータや腸内代謝物の組成に日内変動は見られませんでした。[3-12] ただし、このマウスに決まった時間に餌を与えると、腸内マイクロバイオータの組成に日内変動が再び見られるようになりました。[3-13] つまり、**摂食という刺激が、腸内マイクロバイオータの組成の日内変動を調節している**と考えられます。

腸内マイクロバイオータの組成が日内変動しているのであれば、睡眠障害が起こると、その組成に影響があるのでしょうか？

それを調べるために、マウスを用いて、昼夜逆転させ、睡眠障害を起こします。するとこの睡眠障害モデルマウスでは、中枢時計や摂食リズムが乱れていて、腸内マイクロバイオータや腸内代謝物の日内変動も消失し、なぜか肥満することがわかりました。また、腸内マイクロバイオータの中でもクリステンセネラ科の細菌が減少し、フソバクテリア門の細菌が増加しました。

そこで、痩せているヒトの腸内マイクロバイオータを解析したところ、クリステンセネラ科の細菌が多いことがわかりました。このクリステンセネラ科の細菌を肥満マウスに定着させると、肥満が抑制されたのです。[3-14]

つまり、クリステンセネラ科の細菌は、何らかのしくみで代謝を向上させ、肥満を抑制すると考えられます。一方で、ヒトにおいてフソバクテリア門の細菌数の増加は、大腸がんとの関連性があることが示されています。これらの結果から、**睡眠障害によって腸内マイクロバイオータの組成が乱れ、肥満や大腸がんを引き起こすと考えられている細菌が増加する可能性がある**ことがわかったのです。

また、この睡眠障害モデルマウスに高脂肪食を与えてみると、健常マウスと比較して、血糖値が上昇しやすく、さらに体重が増加しやすい傾向がありました。この結果からも、メタボリックシンドロームにもなりやすくなるといえます。

睡眠が変われば腸内も変わる

では、ヒトにおいても腸内マイクロバイオータは日内変動するのでしょうか？　解析の結果、腸管内に存在するバクテロイデス門パラバクテロイデス属の細菌が昼間（ヒトでは活動期）に増加し、夜間（ヒトでは休息期）に減少していました。一方、ファーミキューテス門ラクノスピラ科の細菌が日中に減少し、夜間に増加するという変動が見られました。つまり、菌の種類は異なりますが、ヒトにおいても、マウスで観察されたように腸内マイクロバイオータは日内変動していて、また腸内代謝物も日内変動していたのです。

ヒトで睡眠障害を引き起こすと、腸内マイクロバイオータの組成にどのような影響が起こるのでしょうか。まず、8時間程度飛行機で移動してもらうことで、ヒトの睡眠障害（つまり〝時差ボケ」）を引き起こします。飛行機に搭乗する前日、搭乗1日後、搭乗2週間後の糞便を回収し、腸内マイクロバイオータの組成が解析されました。

搭乗前日と比較して搭乗1日後には、肥満に関係するといわれているファーミキューテス門の細菌が増加していましたが、搭乗2週間後には、搭乗前日のレベルにまで減少していました。一時的な睡眠障害によって変化した腸内マイクロバイオータの組成は、2週間ほど経てば元に戻ると推測できます。次に、搭乗前日、搭乗1日後、搭乗2週間後のヒトの糞便を無菌マウスに移植する実験が行われました。その結果、搭乗1日後の糞便を移植されたマウスでのみ、他の糞便を移植されたマウスと比較して体重が増加したのです[3-13]。

これらのことから、**ヒトにおいても睡眠障害は腸内マイクロバイオータの組成を変化させるだけでなく、肥満や糖尿病といった疾患、つまりメタボリックシンドロームを引き起こす原因となる可能性がある**ことがわかったのです。

●腸から細菌を除去したら睡眠の質が下がった

腸内マイクロバイオータの組成や腸内代謝物が日内変動をするのであれば、腸内マイクロバイオータを除去すると睡眠にはどのような影響があるのでしょうか？　そこで、マウスに抗生物質を投与して腸内マイクロバイオータを除去し、抗生物質を投与していない健常なマウスと腸内代謝物を比較しました。

睡眠は、役割の異なる2種類の睡眠状態、**レム睡眠**と**ノンレム睡眠**に分けることができます。レム睡眠の場合、体は休息した状態ですが、脳は活動している状態に近いため、記憶の整理を行っているのではないかと考えられています。一方で、ノンレム睡眠は、レム睡眠ではない状態という意味で、脳と体が休息した状態にあると考えられています。このノンレム睡眠の量とレム睡眠の量の割合から「睡眠の質」を評価することができます。

腸内マイクロバイオータを除去したマウスの睡眠状態を解析したところ、正常なマウスと比較して、ノンレム睡眠（脳と体が休息した状態）が減少していました。一方で、本来は活動しているはずの暗期にもノンレム睡眠だけでなくレム睡眠（体は休息しているが、脳は活動している）をとっていたのです。つまり、昼と夜のメリハリが弱まっていたのです。

これらのことから、**腸内マイクロバイオータを除去すると、睡眠パターンや睡眠の質が大きく変化する**ことが明らかになりました[3-15]。

一方、ファーミキューテス門ラクノスピラ科ブラウティア菌やアクチノバクテリア門コリネバクテリウム属の細菌が増加することで、睡眠の質が悪くなるという相関関係があることも明らかになりました。これらの研究結果から、**腸内マイクロバイオータの多様性が睡眠の質に重要であることが示唆されています**[3-16]。

腸内細菌によって睡眠を操作できるか

では、腸内マイクロバイオータの組成を人為的に操作することで睡眠の質を改善できるのでしょうか？

ここで、睡眠障害が起こる**慢性疲労症候群**についての研究を紹介しましょう。慢性疲労症候群は、ある日突然激しい全身倦怠感に襲われ、頭痛や関節痛、抑うつ症状などが長期間続き、睡眠障害をきたし、社会生活が送れなくなってしまう疾患です。この患者では、腸管バリア機能が低下して、腸から本来透過することはない未消化物や老廃物、微生物成分が血中に漏れ出すようになっています。このような状態を**リーキーガット**と呼びます。

さらに、腸内マイクロバイオータや腸内代謝物が体内に混入することで炎症反応が起こるため、自己免疫疾患やアレルギー性疾患、感染症などのさまざまな疾患を引き起こすことが報告されています[3-17]。このように、体内に漏れ出した物質が疾患を引き起こすことを**リーキーガット症候群**といいます。しかし、どのような機構で慢性疲労症候群を発症するのかについては、まだ解明されていません。

慢性疲労症候群の患者の腸管バリア機能を改善するために、腸内マイクロバイオータを除去する目的で**抗菌剤**が6日間投与されました。すると、腸管バリア機能を低下させる原因となっていた細菌類が死滅することで腸内マイクロバイオータの組成が変化し、睡眠時間が長くなるだけでなく、日中の眠気が起きにくくなった、つまり夜間の睡眠の質が向上しました。[3-18] この結果から、腸内マイクロバイオータの組成が慢性疲労症候群に関係している可能性が考えられます。

マウスでも、腸内マイクロバイオータと睡眠の質の関係を調べる実験が行われました。マウスに乳酸菌の一種であるラブレ菌を4週間経口投与すると、睡眠リズムが整い、暗期（マウスにとっての活動期）の活動量が増加しました。[3-19] ラブレ菌は、ヒトの健康によい影響を与える「プロバイオティクス」（**コラム2**参照）の候補です。一方、プレバイオティクスであるラクトフェリンを離乳期のラットに投与し続けると、成獣期（ヒトでいうところの成人）には腸内マイクロバイオータの多様性が増加します。すると、寝ているときに物理的な刺激を与えて起こしたとしても、睡眠障害が起こりにくいと報告されています。[3-20]

これらの結果から、**腸内マイクロバイオータの組成を変化させることで、睡眠時間だけでなく睡眠の質も制御できる可能性が見えてきた**のです。これらの研究から、腸内マイクロバイオータと睡眠との**相関関係**が明らかになりました。しかし、どのような細菌がどのくらいの数存在すれば睡眠によい影響を与えるのか、また、**腸内マイクロバイオータの何が睡眠に影響を与えているのか、といった因果関係についてはまだ明らかになっていません**。さらに、ヒトでも同様のことが起こっているのかは、さらなる研究が必要です。

コラム2　プレバイオティクスとプロバイオティクス

プレバイオティクスという言葉を聞いたことがあるでしょうか。

特定の細菌の増殖や活性を選択的に変化させることでヒトによい影響を与え、〝**ヒトの健康を改善する難消化性食品**〟のことを指します。食品成分の中では、難消化性のオリゴ糖などがそれにあたります。一方、**プロバイオティクス**とは、共生を意味するプロバイオシス（pro：ともに、biosis：生きる）を語源として造語されたもので、腸内マイクロバイオータのバランスを改善することで、〝**ヒトの健康によい影響を与える微生物**〟の意味で用いられています。プロバイオティクスの候補には、乳酸菌やビフィズス菌などがあります。

食事で睡眠の質を改善できる可能性は？

さまざまな実験結果から、昆虫もヒトなどと同じように睡眠することがわかってきました。例えば、熟した果物などに集まるショウジョウバエは、特定の時刻（真昼と夜）に動かなくなるため、寝ていると考えられています。ヒトでは、カフェインを摂取すると睡眠の質が低下しますが、これはショウジョウバエでも同様です。意外かもしれませんが、このようにヒトの睡眠とショウジョウバエの睡眠は非常に似ているため、ショウジョウバエを用いて睡眠の研究が行われています。

ショウジョウバエには、ヒトなどと同様に脳内に中枢時計を担う場所があり、時計ニューロンと呼ばれています。[3-21] その時計ニューロンからは、**神経ペプチド**というペプチドホルモンが分泌されます。

睡眠中のごくわずかな揺れといった振動刺激で目覚めてしまうような反応を引き起こす遺伝子（ヒトではまだ発見されていません）が、ショウジョウバエを用いて探索されました。その結果、ある神経ペプチド（CCHa1）とその受容体の欠損によって、ごくわずかな振動刺激でショウジョウバエが目覚めるようになることがわかりました。また、これらの欠損によって睡眠が細切れになったり入眠するまでの時間が延長し、睡眠時間も減少していたのです。[3-22]

この神経ペプチドCCHa1は、脳のニューロンや腸内分泌細胞で産生されています。そこで、この神経ペプチドの産生が起こらないように、脳内のニューロンの*CCHa1*遺伝子（CCHa1を作るはたらきを持つ遺伝子）を壊すと、入眠のタイミングがおかしくなりました。一方で、腸内分泌細胞の*CCHa1*遺伝子を壊すと、ごくわずかな振動刺激で目が覚めるようになったのです。

タンパク質の餌をショウジョウバエに与えると、腸内分泌細胞からCCHa1の分泌が増加し、振動刺激によって目を覚ましにくくなりました。一方で、脂質や糖質の餌をショウジョウバエに与えても、腸内分泌細胞からCCHa1が分泌されることはなく、また振動刺激に対してもこれまで通り目覚めたのです。これは、どういうことでしょうか?

その後の解析から、腸内分泌細胞から分泌されたCCHa1は、脳のドーパミンを分泌するニューロン(ドーパミンニューロン)を活性化することがわかりました。そこで、このドーパミンニューロンのCCHa1受容体だけを特異的に除去したところ、ほんのわずかな振動刺激によって覚醒するようになったのです。

これらのことから、**タンパク質の餌の摂取により腸内分泌細胞からCCHa1が分泌され、CCHa1はドーパミンニューロンを活性化し、その結果ドーパミンが分泌**されます。分泌されたドーパミンは、**時計ニューロンに作用して、振動刺激に対する感度を下げ、振動刺激に鈍感になることで、ごくわずかな刺激では目覚めないように制御している可能性**が示されました(**図3—3**)。

この実験にはまだ続きがあります。同じカロリーでも、タンパク質の割合を高めた餌をマウスに与えたところ、ショウジョウバエで見られたように、振動刺激に対して目覚めにくくなることがわかったのです。タンパク質が睡眠の質に関係しているのかもしれません。

ただ、ショウジョウバエと同様の機構でマウスやヒトの睡眠が調節されているのかどうかについては不明です。

今後の研究が待たれますが、脳内のドーパミンの産生量が低下することで起こるヒトのパーキンソン病では、すぐに目が覚めてしまう睡眠障害がしばしば見られるため、同じようなしくみがヒトにも存在している可能性は大いにあります。将来、食事を介して睡眠の質や深さを制御することが可能になる日が来るかもしれません。

図3-3 タンパク質の餌によって睡眠が促進される

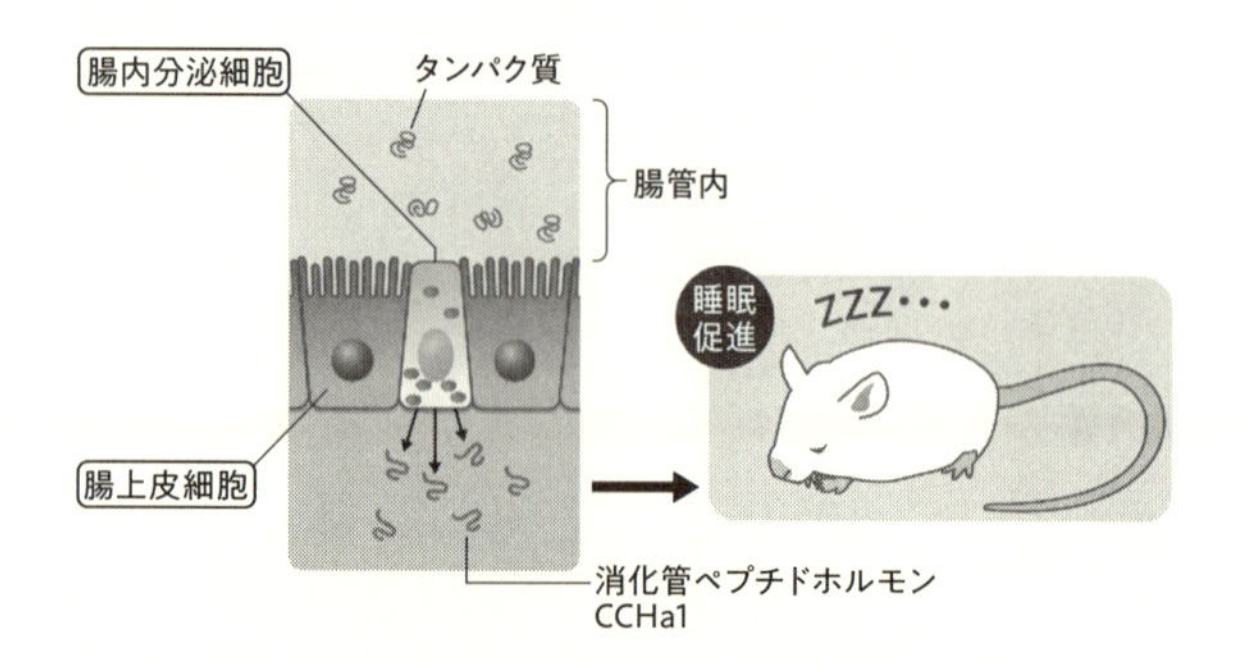

タンパク質の餌を摂取すると腸内分泌細胞から消化管ペプチドホルモンCCHa1が分泌され、脳のドーパミンニューロンが活性化する。分泌されたドーパミンが、時計ニューロンに作用して睡眠を促進する

Titos I et al., *Cell* 186, 1382-1397, 2023. をもとに作成

第3章のまとめ

・体内時計には、脳の視交叉上核の中枢時計と、末梢臓器内の末梢時計の2つがある。この2つの時刻合わせは、ホルモンや神経伝達物質だけでなく食事の摂取によっても行われる。また、食事に含まれる栄養素の種類によって、その時刻合わせ能力が大きく異なる。
・腸内マイクロバイオータの組成や腸内マイクロバイオータが産生する腸内代謝物には、日内変動があり、睡眠障害によって組成が変化する。
・腸内マイクロバイオータの組成の変化と睡眠の質には相関関係があり、その組成を人為的に変化させることで、睡眠時間だけでなく睡眠の質も制御できる可能性がある。しかし、そのメカニズムや、どのような細菌種や食品成分がよいのかは、まだ明らかになっていない。
・ショウジョウバエを用いた研究から、タンパク質の摂取によって腸から分泌される消化管ホルモンによって睡眠が調節されることがわかった。

第4章 腸と記憶力の関係

日本では、現在85歳以上の4人に1人が**認知症**と診断され、高齢化とともに身近な病気となっています。日本の有病率は残念ながら世界1位で、2025年には65歳以上の高齢者の5人に1人が認知症を発症するのではないかと推測されています。記憶力の低下が主な症状である認知症も、腸と関係があることがわかってきています。本章では、腸内マイクロバイオータと記憶力との関係を見ていきましょう。

ビフィズス菌の摂取で認知機能が改善した

記憶力に関係する病気には、認知症の前段階といわれる**軽度認知障害**というものがあります。

日常生活への影響はほとんどない程度の物忘れが主な症状で、日本では約400万人の患者がいるとされています。そのうち1〜3割の人が、発症後1年以内に認知症に移行すると推定されています。[4-1]

残念ながら、現在、軽度認知障害や認知症に対する有効な治療法は存在しません。そのため、世界中の研究者が、認知症の予防法や、発症前や超早期に体内で増加する物質（バイオマーカーと呼ばれます）を発見するために技術開発を進めています。これらの研究の中で注目されているのが、腸内マイクロバイオータと腸内マイクロバイオータが産生する**腸内代謝物**です。

例えばマウスに抗菌薬を投与して腸内マイクロバイオータを除去すると、マウスの認知機能が低下することが報告されています。[4-2]ヒトの場合、認知症患者と健常者の腸内マイクロバイオータを比較すると、**認知症の発症によって腸内マイクロバイオータの組成が大きく変化し、それに呼応して腸内代謝物の組成も変化していました。**[4-3]

認知症の患者では、バクテロイデス門に属する細菌類が少ない傾向にあり、腸内代謝物であるアンモニアが増加する一方、乳酸が減少していました。ただし、腸内代謝物である乳酸が、どのようなしくみで記憶や認知機能に影響を与えているのかについては、現時点ではまだ明らかになっていません。[4-4]

最近では、認知機能に対する**プロバイオティクス**（ヒトの健康によい影響を与える微生物）の効果についても研究が行われています。例えば、小規模の臨床試験ですが、軽度認知障害の患者130人を対象に、プロバイオティクス候補である乳酸を産生するビフィズス菌の認知機能および脳萎縮への影響が解析されました。

具体的には、被験者をランダムに2つのグループに分け、200億個のビフィズス菌を含む粉末1包あるいは、ビフィズス菌が入っていない偽薬（**プラセボ**）の粉末1包を、1日1回24週間にわたって摂取してもらい、摂取前、摂取後8週間、16週間、24週間の4回、認知機能検査が行われました。

解析の結果、**ビフィズス菌を摂取したグループは、プラセボを摂取したグループと比較して、現在の日時や時刻、場所や周囲の状況、人物などの情報から、自身が現在置かれている状況を理解する能力（見当識と呼ばれます）が、統計的に有意に改善していました**。また、ビフィズス菌摂取前と摂取後24週間目に脳の萎縮状態を評価した結果、**ビフィズス菌摂取グループではプラセボ摂取グループと比較して脳萎縮の進行が抑制されていました**[4-5]。

認知機能と腸内マイクロバイオータの組成との相関関係についても解析が行われています。例えば、男女597人（平均年齢55・2歳）に対して、認知機能検査と糞便中に含まれる腸内マイクロバイオータの組成が解析されました。解析の結果、**認知能力の高さと特定の細菌の多さや腸内マイクロバイオータの組成の多様性に相関関係がある**ことが報告されました[4-6]。

これらの研究結果から、**認知症と少なくとも特定の腸内マイクロバイオータや腸内マイクロバイオータの多様性、さらには腸内代謝物との間に相関関係がある**ことがわかったのです。

「長生きできるか」を左右する腸内代謝物ポリアミン

こうした研究から、認知症の発症と相関関係のある腸内代謝物の一つとして**ポリアミン**が同定されました。ポリアミンは、**プトレッシン**、**スペルミジン**、**スペルミン**の総称で、すべての生き物の細胞で合成され、細胞の増殖や分化など、細胞のさまざまな生命活動に関わっています。[4-7] ポリアミンは細胞を正常に保ち、生命活動を維持するのに必要不可欠な物質です。

残念ながら、ポリアミンを産生する能力は、加齢とともに低下していきます。ちなみにポリアミンは、さまざまな食品にも含まれていて、小麦胚芽や納豆、大豆、熟成チーズやキノコ、エンドウ豆、ブロッコリーなどにも含まれています。

細胞を構成しているタンパク質は、時間とともに自然に壊れてしまうのではなく、一定時間後に細胞によって能動的に分解されます。つまり私たちは、タンパク質の合成と分解のバランスによって生きています。このタンパク質の分解には、寿命の短いタンパク質の分解を司る**オートファジー**と呼ばれるしくみと、寿命の長いタンパク質（ほとんどの細胞を構成するために必要なタンパク質）の分解を司る**プロテアソーム系**と呼ばれるしくみがあります。

オートファジーは、細胞内に異常なタンパク質が蓄積するのを防いだり、過剰に合成したタンパク質を除去したり、栄養環境が悪化した場合、自分自身のタンパク質を分解してエネルギーを産生したりすることに役立っています。[4-8, 4-9] なお、オートファジーのしくみを解明した大隅良典博士は、2016年ノーベル生理学・医学賞を受賞しました。

このオートファジーの機能の調節に、ポリアミンが重要な役割をしています。具体的には、細胞内で増加したポリアミンが、オートファジーを促して細胞内に蓄積した老廃物を取り除くように作用し、細胞内の環境をよい状態に保つことがわかったのです。

ヒトのさまざまな臓器や組織にもポリアミンは含まれていますが、そのポリアミン濃度（とくにスペルミジン）は、加齢とともに減少します。[4-10] 30～50歳代の血中スペルミジン濃度の平均値は、60～80歳代の平均値と比較して約3倍高くなっています。

一方で、90～100歳超の平均値は、30～50歳代の平均濃度と同程度であることが報告されています。[4-11] どうしてかというと、90～100歳超でスペルミジンの合成量が増加するというわけではなく、**血中のスペルミジンを高濃度に維持できた人だけが長く生きることができる**ということを示唆しています。

これらのことから、老化に伴い細胞内のポリアミンの濃度が低下することで、老化によるさまざまな現象、例えば心疾患や認知症などが引き起こされるのではないかと考えられるようになりました。

ポリアミンを補充したら記憶学習能力がアップした

では、加齢によって体内で産生されるポリアミンの量が低下するのは、仕方のないことなのでしょうか？　じつは、**体外からポリアミンを補充することができる**のです。実際、先ほど紹介したように、さまざまな食品にポリアミンは含まれています。腸内マイクロバイオータもポリアミンを産生します。[4-12] これら体外由来のポリアミンは、ヒトの場合、小腸や大腸から吸収され、血中へ移行します。[4-13]

そこでポリアミンを培養液や餌などに添加して酵母やショウジョウバエ、線虫に与えたところ、寿命が延びたのです。[4-14] また心疾患モデルマウスにポリアミンの一つ（スペルミジン）を経口投与したところ、心機能が改善されました。[4-15]

小規模な臨床試験ですが、**体格指数（ＢＭＩ）が高め（つまり肥満気味）のヒトに、腸内のポリアミン濃度を高めることができる、ある種のビフィズス菌とアミノ酸の一つであるＬ－アルギニンの混合物を摂取してもらうと、動脈硬化に対して予防効果がある**ことも報告されました。[4-16]

またポリアミンが認知機能にも作用するか、研究が進められました。ヒトと同様に、マウスも高齢になると認知機能が低下します。そこで高齢マウスにポリアミンの一つであるスペルミジンを経口投与し、認知機能への影響が解析されました。

ヒトの脳にもマウスの脳にも、血中に含まれる病原体や有害物質の侵入を防ぐためのバリア機能として**血液脳関門**という構造があります。そのため、経口投与したスペルミジンが脳内に到達するかどうかはわかりませんでしたが、解析の結果、経口投与したスペルミジンが、マウスの脳に直接到達していることがわかりました。

そこでスペルミジンを経口投与し続けた高齢マウスに認知機能テストを行い、認知機能にどのような効果が見られるのか確かめました。その結果、空間学習能力や記憶力に改善が見られたのです。これは、**脳の海馬と呼ばれる記憶学習を司る部位のニューロンが、ポリアミン（スペルミジン）の摂取により活性化されやすくなっており、その結果、弱い刺激でも効率的に記憶学習が起こるように変化していた**のです。

ショウジョウバエもヒトやマウスと同様に高齢になると記憶学習能力が低下します。そこで、高齢ショウジョウバエにスペルミジンを与えたところ、嫌いなにおいを記憶する能力が向上しました[4-17]。ニューロンの活性がどのように変化したのか解析すると、マウスと同様に、弱い刺激でも記憶学習が起こるようにニューロンが活性化されやすくなっていたのです。

一方、オートファジーの機能を調節するのに必要なタンパク質（Atg7）を作れないようにしたショウジョウバエでは、スペルミジンを与えても、ニューロンの活性状態は変化しませんでした。つまり、**オートファジーが記憶学習能力の調節に関与している可能性**が示されたのです。

最後に、スペルミジン摂取がヒトの認知機能にどのような影響を与えるのかについて、**食物摂取頻度調査**が行われました。具体的には、一定期間内の食品ごとの摂取頻度と1回当たりの摂取重量を調査しました。解析の結果、食事から摂取するスペルミジンの量と認知機能の低下との間には「負の相関」が見られたのです。つまり、**ポリアミンの一つであるスペルミジンを摂取することで、認知機能の低下を抑制できる可能性がある**ことが示唆されたのです[4-18]（**図4―1**）。

しかし、注意しなければならないのは、スペルミジンがどのようにして認知機能を改善するのか、また1日の食事でどれくらいの量のスペルミジンをどれくらいの期間にわたって摂取すればよいのか（毎日摂取するのがよいのか、週に1度の摂取でよいのかなど）、

図4-1 腸内代謝物のスペルミジンが全身に及ぼす影響

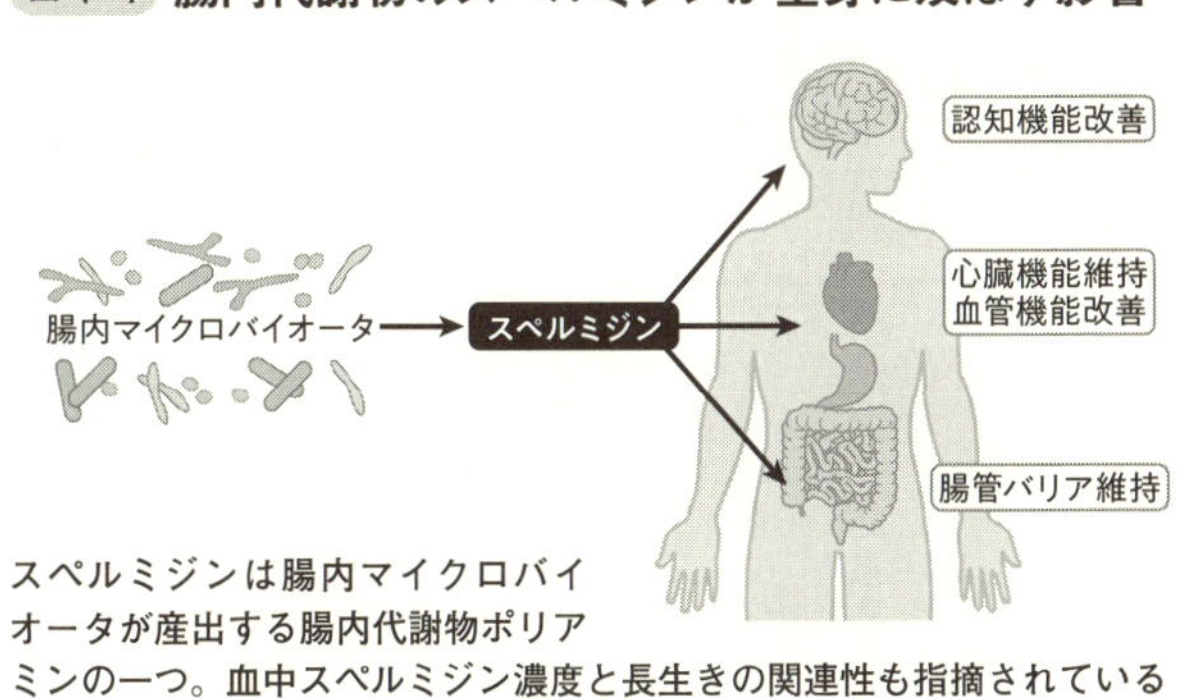

スペルミジンは腸内マイクロバイオータが産出する腸内代謝物ポリアミンの一つ。血中スペルミジン濃度と長生きの関連性も指摘されている

参考文献4-14から4-18をもとに作成

といった因果関係については明らかになっていません。今後の研究に期待したいと思います。

腸内代謝物と遺伝子の相互作用で認知症が発症する？

アルツハイマー型認知症をはじめとする認知症では、脳のニューロンに**タウ**と呼ばれるタンパク質または**アミロイドβ**と呼ばれるタンパク質が異常に蓄積しています。

細胞内には、**微小管**と呼ばれるタンパク質があり、細胞分裂や細胞内のさまざまな物質を輸送する際のレールの役目を担っています。この微小管にタウタンパク質が結合することで、微小管の構造を安定化しています。しかし、ひとたびタウタンパク質に異常が起こると、タウタンパク質同士が互いに**凝集して線維状の構造をとる**ようになり、細胞内で蓄積し、除去が難しくなります。

一方、アミロイドβは、脳内にあるアミロイドβ前駆体タンパク質が酵素によって切断されることで産生されます。タウタンパク質と同様に、互いに凝集して線維状の構造をとるようになると、細胞外で蓄積し、除去することが難しくなります。

これまでの研究から、タウタンパク質やアミロイドβの異常な蓄積がニューロンの細胞死を引き起こし、認知症の原因となる可能性が報告されています。しかし、なぜ異常な蓄積が起こるのか、その詳細な機構については明らかになっていません。蓄積させない方法や、蓄積後に効率よくニューロンから除去するしくみが解明できれば、認知症の治療や予防につながると考えられています。

じつはタウタンパク質やアミロイドβ以外にも、認知症に関係するタンパク質がいくつか知られています。それは、血中で水に溶けないコレステロールなどの脂質を運搬する役目を担っているリポタンパク質です。また、このリポタンパク質に結合して脂質の可溶性を補助しているのが、アポリポタンパク質です。

アポリポタンパク質にはさまざまな種類がありますが、その中でも**アポリポタンパク質E（アポE）**には3種類の遺伝子型があり（それぞれ*E2*、*E3*、*E4*遺伝子と呼びます）、ヒトはそのうちのどれか一つを保有しています。その中でも*E4*遺伝子を保有していることがアルツハイマー型認知症を発症する危険因子として知られています。

ヒトで見られるアルツハイマー型認知症の症状をマウスで引き起こすためには、アルツハイマー型認知症の発症に関連するヒトの遺伝子をマウスの遺伝子と入れ替える必要があります。具体的には、ニューロンにタウタンパク質が異常に蓄積するヒト由来の遺伝子変異（タウ遺伝子変異体）とヒト由来のアポ*E4*遺伝子の2つを、マウスがもともと保有しているタウ遺伝子とアポ*E4*遺伝子と入れ替えたマウス（TE4マウス）が作出されました。このTE4マウスは、加齢によってタウタンパク質がニューロンに異常に蓄積し、アルツハイマー型認知症を自然に発症します。

これまでの研究から、認知症の発症により腸内マイクロバイオータの組成が大きく変化することが明らかになっていました。そこでこのＴＥ４マウスの腸内マイクロバイオータの組成を変化させた際、ニューロンにタウタンパク質の蓄積が起こるのかどうかについて解析が行われました。

驚いたことに、ＴＥ４マウスを無菌状態、つまり腸内マイクロバイオータが存在しない条件で飼育したところ（無菌ＴＥ４マウス）、ニューロンへのタウタンパク質の蓄積が抑えられ、アルツハイマー型認知症の発症が通常よりも遅くなりました。一方で、無菌ＴＥ４マウスに正常マウスの腸内マイクロバイオータを移植すると、ニューロンにタウタンパク質が蓄積するようになり、アルツハイマー型認知症の発症が通常よりも早まったのです。

腸内マイクロバイオータが腸内に存在することでアルツハイマー型認知症を発症するまでの時間が短くなったということは、**腸内マイクロバイオータによって産生される何らかの腸内代謝物とアポ*E4*が相互作用することで、ニューロンへのタウタンパク質の蓄積が促され、アルツハイマー型認知症を引き起こしている**ことを示します。逆にいえば、アポ*E4*遺伝子をたとえ保有していたとしても、ニューロンへのタウタンパク質の蓄積を引き起こす腸内マイクロバイオータや腸内代謝物を同定さえできれば、アルツハイマー型認知症の発症を抑えることが可能になるかもしれないということです。

腸内マイクロバイオータが作る短鎖脂肪酸がカギ

私たちの周囲にはさまざまな微生物が存在しています。そのため、完全に無菌の状態で生活することは困難ですし、生まれたときから腸内には母親由来の腸内マイクロバイオータが存在しています。

そこで、通常の環境で飼育したＴＥ４マウスに、認知症を発症することのない成長期の短期間だけ抗菌剤を投与し、腸内マイクロバイオータを一時的に除去しました。その結果、無菌ＴＥ４マウスとは異なり、アルツハイマー型認知症の発症を遅らせる効果は見られませんでした。しかし、成長期に抗菌剤を投与したオスマウスにだけニューロンへのタウタンパク質の蓄積が若干抑えられていたのです。この結果は、いったい何を示すのでしょうか？

まず、オスの無菌ＴＥ４マウスと、成長期に抗菌剤を投与したオスマウスの腸内代謝物の組成が比較されました。その結果、成長期に抗菌剤を投与したオスマウスでは、腸内代謝物に**短鎖脂肪酸**（酢酸、プロピオン酸、酪酸）が統計的に有意に多いことがわかりました。そこで、腸内マイクロバイオータの中でも短鎖脂肪酸を合成する腸内細菌を除去したところ、アルツハイマー型認知症の発症が抑えられたのです。一方で、ＴＥ４マウスの餌に短鎖脂肪酸を添加して与えるとニューロンにタウタンパク質が異常に蓄積しました。

つまり、**腸内マイクロバイオータが産生する短鎖脂肪酸がニューロンへのタウタンパク質の蓄積を引き起こした**のです。[4-19]しかしながら、この研究成果が、そのままヒトにも当てはまるのかについては、現時点では不明です。

この章で取り上げたさまざまな研究成果から、腸内マイクロバイオータや腸内代謝物と記憶や認知機能との間には**相関関係**がありそうだといえます。ただし、注意しなければならないのは、これらの物質の生体への作用は極めて複雑で、**「特定の細菌や腸内代謝物が腸内に存在すると、記憶力の低下や認知症の発症を防げる（あるいは病気にかかる）」といった単純なものではなさそうだ**ということです。今後の研究の進展が待たれます。

第4章のまとめ

・軽度認知障害や認知症を根治させるための有効な治療法は現時点では存在しない。現在、認知症を超早期に発見するためのバイオマーカーや技術開発が進められている。

・認知症の発症に伴い、腸内マイクロバイオータと腸内代謝物の組成が大きく変化する。現在は、記憶や認知機能の低下、アルツハイマー型認知症の発症を抑える作用のある腸内マイクロバイオータや腸内代謝物の同定が懸命に行われている。

・ヒトにおいて、小規模な臨床試験だが、乳酸を産生するある種のビフィズス菌を摂取することにより、脳萎縮の進行が抑制できる可能性が報告されている。

・ヒトにおいて、小規模な臨床試験だが、小麦胚芽や納豆、大豆、熟成チーズなどに含まれているポリアミン（とくにスペルミジン）の摂取により、加齢とともに進行する認知機能の低下を抑制できる可能性が報告されている。

・特定の腸内マイクロバイオータや腸内代謝物が腸内に多すぎても、逆に記憶力や認知機能の低下、アルツハイマー型認知症を引き起こす可能性がある。マウスでの実験結果だが、腸内代謝物である短鎖脂肪酸（酢酸、プロピオン酸、酪酸）の濃度が高すぎるとニューロンへのタウタンパク質の蓄積が起こり、アルツハイマー型認知症を引き起こすことが報告されている。同様なことがヒトにも当てはまるのかは不明なので、今後の研究が待たれる。

第5章 腸と神経疾患の関係

脳、脊髄などの神経が侵される病気を神経疾患と呼びます。第4章で紹介したアルツハイマー型認知症も神経疾患の一つですが、パーキンソン病や筋萎縮性側索硬化症（ALS）、多発性硬化症など、さまざまな疾患があります。これらの神経疾患の発症にも、腸内マイクロバイオータや腸内代謝物が関与していることが明らかになってきています。その関わりについて紹介しましょう。

腸内の異常なタンパク質とパーキンソン病の関係

アルツハイマー型認知症に次いで多い神経疾患が、**パーキンソン病**です。パーキンソン病では、大脳と脊髄との間をつなぐ**脳幹**に存在する**中脳**の**黒質**（皮膚を黒くするメラニン色素が含まれているため実際に黒く見えます）の神経細胞（ニューロン）の中に、**レビー小体**と呼ばれる小さな構造物が出現します。その後、黒質のニューロンが選択的に死んでしまい、時間をかけてニューロン数が減少することでパーキンソン病が発症します。

この黒質のニューロンは、運動や姿勢の調節、歩行の制御などに関与する脳の中心部に位置する**線条体**と呼ばれる部位へ情報を伝達しているため、黒質のニューロンが死んでしまうと、振戦（ふるえ）が出たり動作が緩慢になる、姿勢を維持するのが難しくなって転びやすくなるといったパーキンソン病の症状が現れるのです。

研究が進み、**α－シヌクレイン**と呼ばれるタンパク質が正しい立体構造をとれなくなり、異常型α－シヌクレインとなってレビー小体に蓄積していることがわかりました[5-1]。この異常型α－シヌクレインは、黒質だけでなく大脳皮質のニューロンにも蓄積する場合もあり、その場合は、認知症や幻覚などの症状を伴います。そのため、パーキンソン病と区別して、**レビー小体型認知症**と呼ばれます。

パーキンソン病の初期では、嗅覚障害や便秘などの症状が生じ、その後、病気が進行するにつれて、日中に眠くなったり睡眠中に夢体験と同じ行動をとってしまうレム睡眠行動異常が起こったりし、その後、認知機能の低下などが見られるようになります。実際、パーキンソン病の患者は、健常なヒトと比較して4～6倍ほど認知症を発症しやすく、患者の約3割、発症から10年以上経過した患者の約7割に認知症が見られます。

異常型α－シヌクレインは、まず腸管の情報を受け取る**求心性迷走神経**で凝集しはじめ、その後中脳へ輸送され、そこから次第に大脳皮質全体へと広がることが、2003年に明らかになりました。[5-2] つまり、パーキンソン病は、異常型α－シヌクレインが、腸管の情報を受け取る求心性迷走神経から中脳の黒質のニューロンへと輸送されることで起こるのではないかと考えられたのです。ドイツの病理学者・ブラーク夫妻が提唱したので、この仮説は**ブラーク仮説**と呼ばれるようになりました。

ブラーク仮説が提唱される前までは、パーキンソン病患者ではドーパミンを分泌するニューロンが減っているため、健常なヒトのドーパミンを分泌するニューロンを移植すれば、パーキンソン病を治療できるのではないかと考えられていました。しかしうまくいかなかったので、異常型α－シヌクレインが、あたかも病原体のように、腸とつながっている求心性迷走神経から中脳へ、またニューロンからニューロンへと感染してニューロンに蓄積し、その結果ニューロンを破壊して、パーキンソン病を引き起こすという仮説が提唱されたのです。

さて、ここまで読んで、これらの疾患が脳腸相関とどう関係があるのか？　と思われたかもしれません。皆さんが感じたように、**これまで単に脳の神経疾患だと考えられていたパーキンソン**

病は、研究が進むにつれて、腸との関係が明らかになってきたのです。

パーキンソン病では、神経症状の前に、がんこな便秘症状が見られます。また、先ほどお話ししたように、パーキンソン病の原因と考えられている異常型α－シヌクレインは、脳の中脳の黒質ニューロンだけでなく腸管を支配している求心性迷走神経にも蓄積しています。パーキンソン病の患者の求心性迷走神経に異常型α－シヌクレインが蓄積していたことから、この異常型α－シヌクレインが体内のどこで作られ、どのようにして求心性迷走神経に蓄積するのかが調べられました。その結果、ある種の腸内マイクロバイオータが、α－シヌクレインに似た構造をしているタンパク質（**カーリータンパク質**と呼びます）を産生していることがわかったのです。

これらの状況証拠を組み合わせて考えると、このα－シヌクレインに類似したカーリータンパク質が、腸の求心性迷走神経内の正常型α－シヌクレインを異常型α－シヌクレインに変化させ、求心性迷走神経内でレビー小体を形成します。そして、この異常型α－シヌクレインが脳へと輸送されることで、パーキンソン病を引き起こすのではないか、という仮説が提唱されました[5-3]。

そこで、腸内でカーリータンパク質を産生するある種の腸内マイクロバイオータを餌に混ぜてラットに投与したところ、ラットの脳内で異常型α－シヌクレインの蓄積が増加しました[5-4]。また、マウスを用いて同様の実験を行ったところ、脳内に異常型α－シヌクレインが蓄積し、マウ

スの運動機能が低下したのです。[5-5]

こうした実験結果から、腸内の異常型α－シヌクレインが、何らかのしくみによって脳へと輸送され、ニューロンに異常型α－シヌクレインが蓄積することがわかりました。腸から脳への異常型α－シヌクレインの輸送経路として考えられるのが、血液循環と求心性迷走神経を介した経路です。そこで、異常型α－シヌクレインを腸に注入する前にマウスの求心性迷走神経を切断しておくと、脳内で異常型α－シヌクレインが蓄積されなくなりました。つまり、**腸内の異常型α－シヌクレインは、求心性迷走神経を介して脳へと輸送されていた**のです。[5-6]

最近の研究では、パーキンソン病の患者の腸内マイクロバイオータでは、クロストリジウム属やバクテロイデス属の細菌が少なく、ラクトバチルス属が多いことが報告されています。[5-7]また、パーキンソン病の症状が重くなるほど、アッカーマンシア属の細菌が増加することが報告されています。[5-8]

食物繊維はパーキンソン病予防に有効か？

神経疾患の一つ、レビー小体が大脳全体に蓄積していくレビー小体型認知症では、ルミノコッカス属やコリンセラ属の細菌が増加する一方、ビフィズス菌が減少することが報告されています。[5-9]

消化管の表面は、腸管上皮細胞がむき出しになっているわけではなく、**杯細胞**と呼ばれる細胞が**ムチン（糖タンパク質）**と呼ばれる**粘液**を分泌することで、**粘液層**を作り、腸管上皮細胞を覆っています。このムチンは、私たちが摂取する食物繊維を腸内マイクロバイオータが分解して産生する短鎖脂肪酸が、杯細胞に作用して分泌を促します。

アッカーマンシア属の細菌は、このムチンを栄養源として粘液層に棲みついています。一方で、食物繊維（とくに水溶性）を摂取することでアッカーマンシア属の細菌が増加し、腸内の短鎖脂肪酸の濃度が上昇し、杯細胞からのムチンの分泌が促されて、その結果、粘液層が厚くなることも知られています。

食事由来の食物繊維が少なく食物繊維飢餓に陥ると、腸内マイクロバイオータが産生する短鎖脂肪酸の濃度が低下するため、杯細胞からのムチンの分泌が減少します。その結果、腸管の粘液層をアッカーマンシア属の細菌が消化してしまい、粘液層が徐々に薄くなります。すると、腸管バリア機能が低下し、腸管内の物質が直接求心性迷走神経や血中へと入り込むリーキーガット（第3章参照）の状態になります。

このような状況で、もし腸内に異常型α－シヌクレインが存在した場合、異常型α－シヌクレインが求心性迷走神経に取り込まれ、それが脳へと運ばれ、脳内で蓄積することで、パーキンソン病を発症するのではないかと考えられます（**図5—1**）。

一方で、上記の研究結果から想像を膨らませて考えると、**食物繊維（とくに水溶性）を多く含む食事を摂ることで、腸内マイクロバイオータが産生する短鎖脂肪酸を増加させ、杯細胞からの粘液の分泌を促し、粘液層を厚くすることが、パーキンソン病の予防、症状の進行を抑えるのに有効**かもしれません。

食事によって腸内マイクロバイオータの多様性は変化する

こうした研究成果を見ると、アッカーマンシア属の細菌は、悪い作用しかないと思われるかもしれませんが、実際はそうではありません。アッカーマンシア属の細菌は、杯細胞のムチンの産生を促し、粘液層を厚くします。ムチンは非常に粘性が高く、腸内の糖が体内に吸収され

図5-1 腸内の異常タンパク質がパーキンソン病を引き起こす？

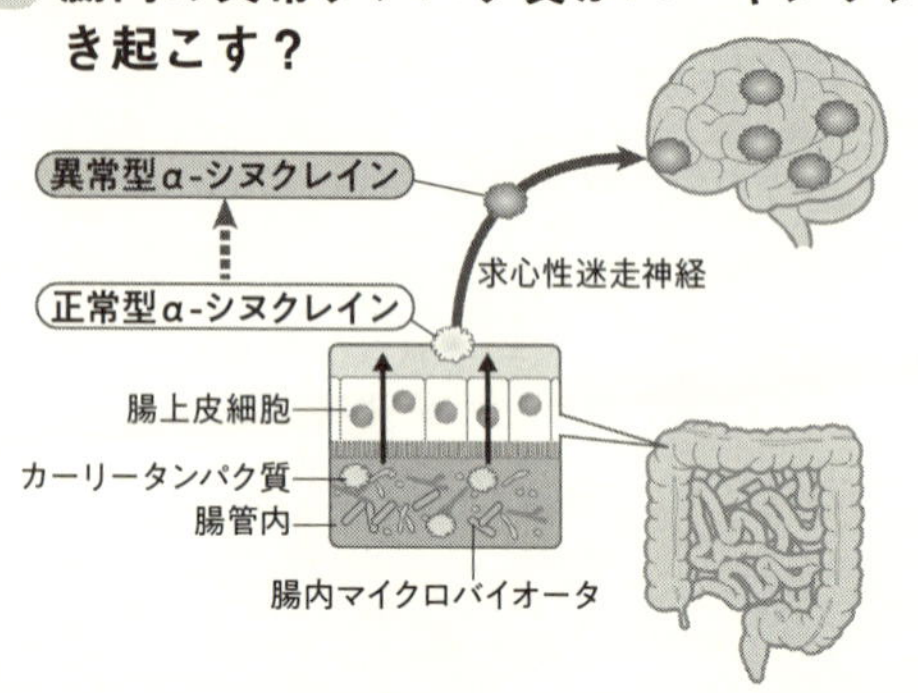

腸内のカーリータンパク質が正常型α－シヌクレインを異常型にし、異常型α－シヌクレインが求心性迷走神経によって脳へと運ばれて脳内で蓄積することで、パーキンソン病を発症するのではないかと考えられている

参考文献5-4から5-6をもとに作成

ることを防ぐため、抗肥満作用があるともいわれています。[5-10]

先ほど紹介した研究で取り上げられた細菌類、例えばクロストリジウム属には、病原性細菌であるボツリヌス菌や破傷風菌、そしてウェルシュ菌が属しています。一方で、ヒトにとって有益な酪酸を産生する酪酸菌やアセトンとブタノールとエタノールを産生する細菌も属しています。

バクテロイデス属には、酢酸、コハク酸、ギ酸、乳酸を産生する細菌だけでなく、抗菌薬の効果を阻害してしまう物質を作り出すことで、抗菌薬の効果をなくしてしまう細菌も属しています。

ラクトバチルス属は、いわゆる乳酸菌のことで、糖を分解して乳酸を産生します。ビフィズス菌が属するビフィドバクテリウム属の細菌は、糖を分解して乳酸と酢酸を作るヘテロ乳酸菌の仲間です。ルミノコッカス属は、食物繊維に含まれるセルロースを分解する細菌が、コリンセラ属には、ウルソデオキシコール酸と呼ばれる胆汁酸を産生する細菌が属しています。

このように、腸内マイクロバイオータは、さまざまな腸内代謝物を産生する細菌類が混ざり合った状態です。これらが作り出す**絶妙なバランスの腸内代謝物の混合物が、ヒトの体調をよい状態に保つことができるのではないか**と考えられています。そして、この**腸内マイクロバイオータは、私たちが毎日摂取する食事によってその多様性が変化する**のです。

薬は、服用する量や種類が多すぎれば副作用が出ますし、かといって服用する量や種類を少なくすれば効果が得られません。これと同様に、**特定の細菌だけを増やせば、ヒトの体によい作用をもたらすというわけではありません**し、場合によっては、悪い作用をもたらす場合もあります。

例えば、腸内マイクロバイオータが産生する酪酸は、抗肥満作用や腸管免疫を活性化する作用があります。一方で、腸管の酪酸の濃度が高すぎると、腸管バリアが壊れ、リーキーガットになります。また大腸がんを増殖させる可能性も報告されています。このように、**腸内マイクロバイオータや腸内代謝物には、その多様性や濃度に最適な条件がある**のです。

これらのことから、腸内マイクロバイオータや腸内代謝物の最適な状態を保つためにも、毎日の食事のバランスに気をつけることが肝要です。

腸内代謝物と筋萎縮性側索硬化症

パーキンソン病以外の神経疾患でも、腸と脳との関係が明らかになってきているものがあります。**筋萎縮性側索硬化症**（ＡＬＳ）がその一つです。

脳からの指令を筋肉に伝える神経を**運動ニューロン**といいます。この運動ニューロンが機能しなくなることで、筋肉を動かしにくくなり、手足や喉、舌の筋肉だけでなく呼吸に必要な筋肉が徐々に痩せていきます。この運動ニューロンが何らかの原因によって侵されることで起こる神経疾患が、筋萎縮性側索硬化症です。

筋萎縮性側索硬化症を引き起こす原因は、まだ解明されていません。現時点では、タンパク質の分解異常やミトコンドリアの機能異常、あるいはアミノ酸の代謝異常や酸化ストレスによるものではないかといった説があります。

筋萎縮性側索硬化症の発症に関連するといわれている遺伝子を操作した筋萎縮性側索硬化モデルマウスを使って研究が行われました。①腸内マイクロバイオータが存在しない無菌状態で飼育、②腸内マイクロバイオータを抗菌剤で除去した場合、③何の処理もしないマウス（無処理マウス）、という3つのパターンで筋萎縮性側索硬化症の進行速度が比較されました。その結果、①の無菌状態、あるいは②の抗菌剤で腸内マイクロバイオータを除去した場合は、③の無処理マウスよりも急速に筋萎縮性側索硬化症が進行することがわかったのです。

この結果から、**腸内マイクロバイオータあるいは腸内マイクロバイオータが産生する腸内代謝物によって、筋萎縮性側索硬化症の進行が抑えられている可能性**が示唆されました。

そこで、筋萎縮性側索硬化症モデルマウスと正常なマウスの腸内マイクロバイオータとを比較し、筋萎縮性側索硬化症の進行に関与する可能性のある細菌候補の同定が行われました。非常に手間のかかる実験ですが、筋萎縮性側索硬化症の発症に関与する可能性のある細菌候補を一つずつ、無菌で飼育されている筋萎縮性側索硬化症モデルマウスに移植して、発症への効果を解析したのです。

その結果、**筋萎縮性側索硬化症の症状を悪化させる可能性のある細菌としてルミノコッカス属とパラバクテロイデス属の細菌、一方、筋萎縮性側索硬化症の症状を改善させる可能性のある細菌としてアッカーマンシア属の細菌が同定されました。**

アッカーマンシア属の細菌（*Akkermansia muciniphila*：アッカーマンシア ムシニフィラ）は、食事に含まれるL-トリプトファンを代謝してナイアシン（ビタミンB₃）を産生することがわかりました（**コラム3**参照）。そこで、**筋萎縮性側索硬化症モデルマウスにナイアシン（B₃）を経口投与したところ、筋萎縮性側索硬化症の症状が軽減されたのです。**

図5-2 腸内代謝物がALSの症状を左右する？

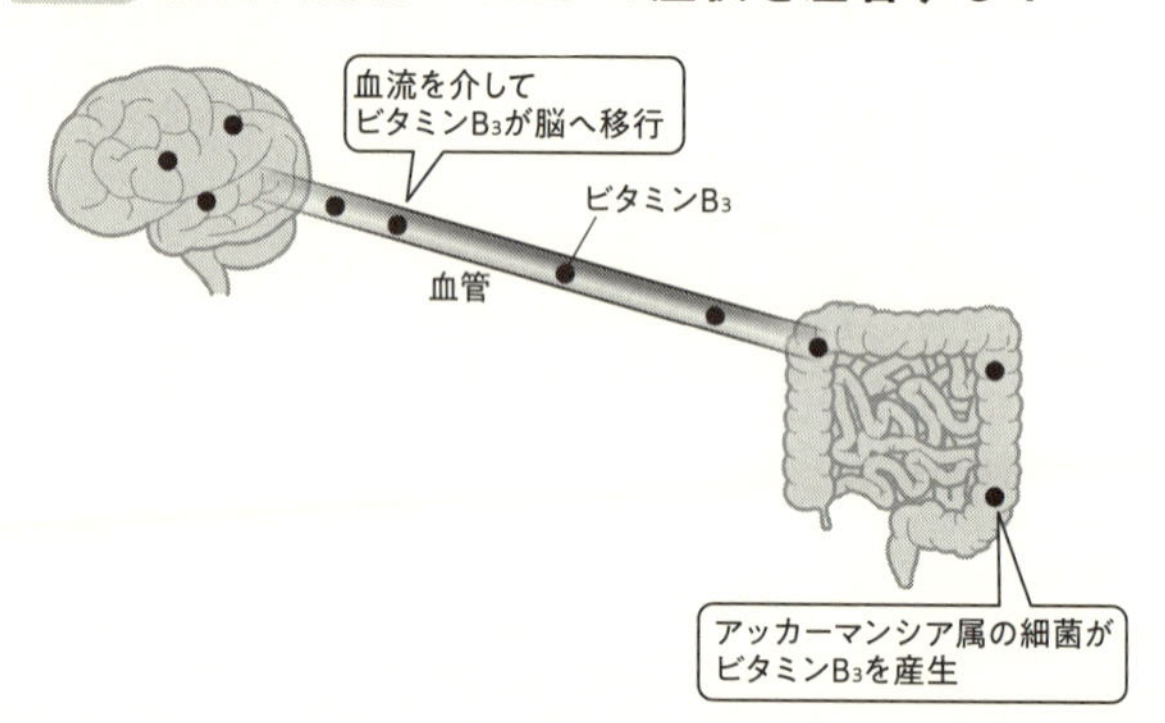

腸内でアッカーマンシア属の細菌がナイアシン（ビタミンB₃）を産生すると、血流を介して脳へ移行し、筋萎縮性側索硬化症の症状が軽減する可能性がある。一方、ルミノコッカス属とパラバクテロイデス属の細菌は逆に症状を悪化させる可能性がある

参考文献5-11および5-12をもとに作成

これらの結果から、腸内マイクロバイオータが産生する腸内代謝物は、血流を介して脳に作用する可能性が示唆されました（**図5―2**）。また、ヒトの筋萎縮性側索硬化症患者と、筋萎縮性側索硬化症患者の親族だが筋萎縮性側索硬化症ではないヒトの腸内代謝物が比較されました。その結果、筋萎縮性側索硬化症患者では、ナイアシン（B_3）の量が少ないことが確認されました。[5―11]

ちなみにナイアシン（B_3）は、経口投与することができるため、筋萎縮性側索硬化症患者に4ヵ月間ナイアシン（B_3）を経口投与し、その効果を検討する小規模の臨床試験が行われました。その結果、プラセボ群と比較して、ナイアシン（B_3）を投与されたグループでは、筋萎縮性側索硬化症の症状に改善が見られたのです。[5―12]

今後は、筋萎縮性側索硬化症の症状改善に効果のあるアッカーマンシア属以外の細菌や腸内代謝物の存在について、明らかにする必要があります。

コラム3　ビタミンを産生する腸内マイクロバイオータ

ここで、腸内マイクロバイオータの重要なはたらきの一つについてお話ししておきましょう。**ビタミン**は、生体の代謝に必要な物質で、私たちヒトの体内で合成できません。そのためヒトは、動植物性食物を摂取するか、腸内マイクロバイオータが産生するビタミンを利用しています。
腸内マイクロバイオータの中には、私たちが摂取した食物からビタミンを合成できる能力を持つ細菌が存在します。実際、ビタミンB群（チアミン〈B_1〉、リボフラビン〈B_2〉、ナイアシン〈B_3〉、パントテン酸〈B_5〉、ピリドキシン〈B_6〉、ビオチン〈B_7〉、葉酸〈B_9〉、コバラミン〈B_{12}〉）や脂溶性ビタミンであるビタミンKを産生しています。

例えば新生児の肝臓では、血液凝固因子であるプロトロンビンの合成能力が低いため、出血しやすいです。この出血を抑えるためにはビタミンKが必要なのですが、ビタミンKは胎盤を透過しにくいため、新生児の体内のビタミンK貯蔵量は少なくなっています。また、母乳中に含まれるビタミンKの量も少ないため、体外から摂取する必要があります。そのため新生児は、生まれてすぐにビタミンK_2シロップが投与されます。このビタミンKには、緑黄色野菜や豆類などに多く含まれるビタミンK_1と、納豆やチーズ、動物性食品さらには腸内マイクロバイオータによって作られるビタミンK_2があります。

多発性硬化症・クローン病と腸内環境の関係

多発性硬化症は、脳の中枢神経系の**脱髄**（だつずい）によって起こる疾患の一つです。脱髄とは、脳や脊髄、運動神経といったニューロンの**軸索**（図1—2参照）を包んでいる「さや」（**髄鞘**（ずいしょう））の部分に炎症が起こって、壊れてしまうことを意味します。

私たちの日々の活動は、ニューロンから出ている軸索から次のニューロンへと伝達される活動電位によって調節されています。そして、脱髄が中枢神経のあちこちに斑状にできてしまう疾患が、多発性硬化症です。現在までのところ、多発性硬化症の発症を引き起こすはっきりとした原因はわかっていませんが、自己に対する免疫機能が亢進して発症する**自己免疫疾患**ではないかと考えられています。

多発性硬化症患者では、腸内マイクロバイオータの組成が変化していて、その中でも健常者と比較してフィーカリバクテリウム属やプレボテラ属の細菌が減少していました。[5—13]

日本において、多発性硬化症と同様に右肩上がりに増加しているのが、**クローン病**です。クローン病は、口腔から肛門にいたるまでの消化管のさまざまな場所に炎症や潰瘍が起こり、腹痛や下痢、血便、体重減少を引き起こす難病です。**クローン病の発症率が最近上昇しているのは、食事が、従来の和食から欧米食へと変化したことが原因ではないか**と考えられ始めています。そこで多発性硬化症患者やクローン病患者の腸内マイクロバイオータの組成について解析が行われました。

多発性硬化症の患者で見られたフィーカリバクテリウム属の細菌の減少は、クローン病患者でも観察されました。この結果から、多発性硬化症とクローン病は共通のしくみで発症する可能性が考えられます。

海外でも同様の研究が行われ、**多発性硬化症患者では、酪酸を産生する腸内マイクロバイオータが減少し、腸内代謝物の酪酸の濃度が低下することで、自分自身に対する免疫反応を抑制する（免疫寛容（かんよう）といいます）はたらきを持つ免疫細胞（制御性T細胞）の数が減っている**ことがわかりました。そして、この**制御性T細胞が機能しなくなるため、炎症反応を引き起こすサイトカインを産生する細胞（17型ヘルパーT細胞：Th17細胞）の数が増加して、炎症反応が亢進している可能性**が報告されたのです[5-14]。

私たちヒトの場合、脳には1000億個以上のニューロンと、その10倍以上ものグリア細胞と呼ばれる細胞が存在します。グリア細胞は、ニューロンの生存や機能を維持するために、脳内環境を一定にするだけでなく、代謝や脳内の免疫なども調節しています。グリア細胞にはニューロンの絶縁体としての機能を担っている**髄鞘**を作り出す**オリゴデンドロサイト**、中枢神経系の免疫を担当する**ミクログリア**があります。

グリア細胞の中で最も数が多いのが**アストロサイト**です。このアストロサイトは、ニューロンに栄養を与えたり、過剰なイオンや神経伝達物質を速やかに除去したりすることで、ニューロンの生存と機能維持を司っています。また、脳を有害物質から守るための血液脳関門を構築しているのもアストロサイトです。多発性硬化症では、このミクログリアやアストロサイトが異常に活性化していることがわかっています。

私たちの体内には、サイトカインの一つで、**I型**（いちがた）**インターフェロン**という物質が存在しています。I型インターフェロンは、多発性硬化症のような髄鞘に炎症が起こる疾患に対して効果があることが知られていましたが、治療に用いると副作用が現れることがあります。

それは、免疫調節作用だけでなく、細胞増殖を抑制してウイルス感染を抑制する作用もあるためです。そこで、副作用の少ない、より効果的に多発性硬化症に効く物質の特定と薬の開発が求められていました。

中枢神経組織由来のタンパク質などを接種することで、自己免疫反応によって髄鞘を特異的に壊した多発性硬化症のモデルマウスを用いて、研究が行われました。多発性硬化症モデルマウスに、①髄鞘に炎症を引き起こすタンパク質を接種、②髄鞘に炎症を引き起こすタンパク質を接種後にI型インターフェロンを投与、という2つのグループが用意され、比較されました。その結果、②ではI型インターフェロンの投与により、**芳香族炭化水素受容体**と呼ばれる受容体の産生が増加することがわかりました。

この芳香族炭化水素受容体は、ダイオキシンや、私たちの体内に普通に存在するアミノ酸のL－トリプトファンから産生されるキヌレニンなどの**トリプトファン代謝物**によっても活性化されます。

多発性硬化症モデルマウスに餌の中のL－トリプトファンを除去した食事を与えると、脱髄反応が進行していました。次に、多発性硬化症モデルマウスに抗菌剤を投与し、腸内マイクロバイオータを除去します。その上でL－トリプトファンを含む通常の食事を与えても、脱髄反応が進行したのです。

また、多発性硬化症患者と健常なヒトの血清を採取して、血中のL－トリプトファン代謝物濃度を比較したところ、多発性硬化症患者では、芳香族炭化水素受容体を活性化するL－トリプトファン代謝物の濃度が低かったのです。これらのことから、腸内マイクロバイオータが産生するトリプトファン代謝物によって脱髄反応が抑制されている可能性が報告されました。[5-15]

注目すべき点は、**L－トリプトファンを含む食事を摂っただけでは髄鞘の炎症反応を抑制することはできず、腸内マイクロバイオータによって産生されるトリプトファン代謝物が腸管に存在することで炎症反応が抑制された**ということです。つまり、L－トリプトファンを代謝できる腸内マイクロバイオータが重要な役割を果たしている可能性があるのです。

また、腸内代謝物、とくにトリプトファン代謝物によってアストロサイトの活性状態が調節され、その状態をミクログリアが調節しているということもわかってきました。[5-16] これらのことから、**トリプトファン代謝物が、多発性硬化症の治療薬候補となる可能性**があります（**図5―3**）。

図5-3 多発性硬化症と腸内代謝物の関係

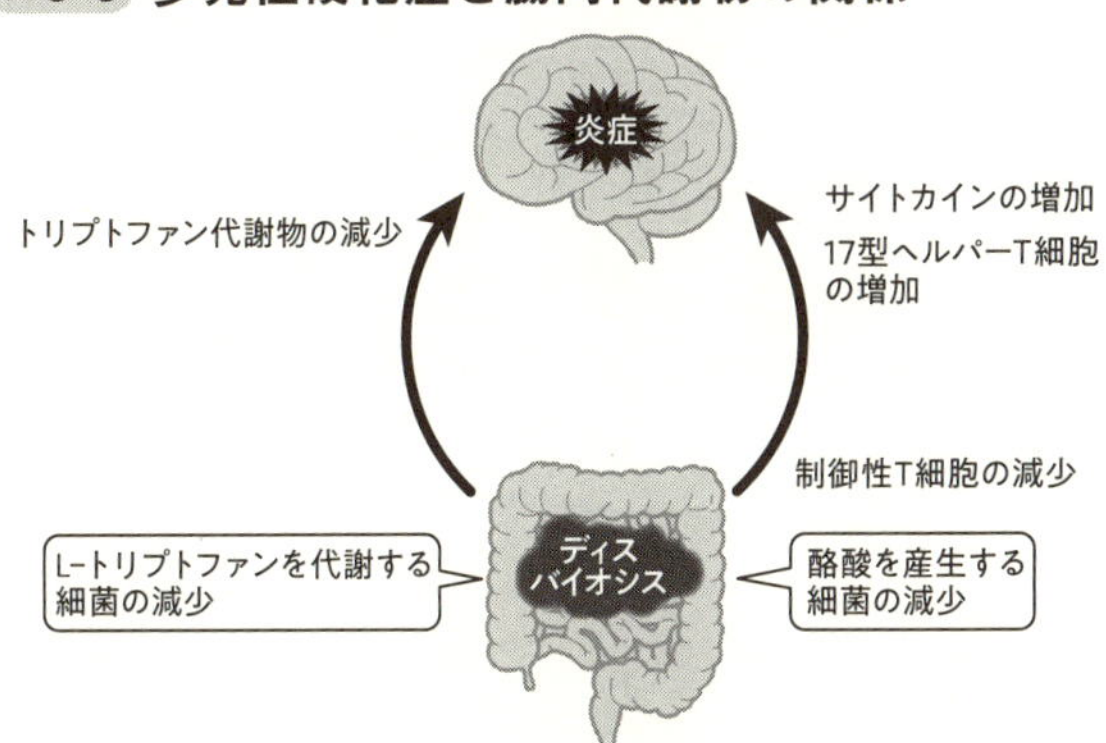

多発性硬化症患者では、酪酸を産生する腸内マイクロバイオータが減少し、脳内の炎症反応が亢進している可能性がある。また、トリプトファン代謝物も減少しており、これも炎症に関与している可能性がある

参考文献5-14から5-16をもとに作成

第5章のまとめ

・パーキンソン病では、腸内に存在するα－シヌクレインに似た構造をしているカーリータンパク質が、求心性迷走神経内の正常型α－シヌクレインを異常型α－シヌクレインに変化させ、レビー小体を形成する。この異常型α－シヌクレインが黒質のニューロンに輸送されることで、パーキンソン病が発症する可能性が考えられている。

・食物繊維が少ない食事では、腸管の粘液層の厚みが薄くなりやすいため、腸管の物質が直接求心性迷走神経や血中へと取り込まれやすくなり、異常型α－シヌクレインの形成を誘発し、パーキンソン病を引き起こす可能性がある。パーキンソン病発症予防に、食物繊維の豊富なバランスの取れた食事を摂ることが重要だと考えられる。

・ヒトにおいて、小規模な臨床試験だが、アッカーマンシア属の細菌がアミノ酸のL－トリプトファンを代謝して産生するナイアシン（ビタミンB_3）を経口投与することで、筋萎縮性側索硬化症の症状を改善できる可能性が報告されている。

・マウスを用いた研究結果だが、腸内マイクロバイオータがアミノ酸のL－トリプトファンを代謝して産生するトリプトファン代謝物（キヌレニンなど）が、多発性硬化症で見られる髄鞘の炎症反応を抑制する可能性が報告されている。

第6章

腸と発達障害・精神疾患の関係

近年、発達障害や、気分の落ち込み、さらには幻覚や妄想など心身にさまざまな影響が出る疾患（**精神疾患**）と腸内マイクロバイオータや腸内代謝物との関係も非常に注目を集めています。本章では、腸内マイクロバイオータと発達障害や精神疾患との関わりについて、最新の研究成果を交えて紐解いていきたいと思います。

●発達障害に特徴的な消化器症状がある

自閉症、広汎性発達障害、アスペルガー症候群などさまざまな名称で呼ばれていた**発達障害**のことを、２０１３年から、まとめて**自閉スペクトラム症**と呼ぶようになりました。これは、アメリカ精神医学会の診断基準（DSM－5）に基づいたものです。**自閉スペクトラム症は、数多くの遺伝子が互いに複雑に影響し合うことで発症する**と考えられています。

おもな症状としては、言葉の遅れや会話が成り立たないなどの社会的なコミュニケーションの困難さがさまざまな場面で見られます。他者と感情を共有することが苦手で、対人的な相互関係を築くことが難しかったりもします。また、興味や関心が一つの事柄に限定されやすく、こだわりが強く、感覚過敏であったり、逆に鈍かったりするなど感覚についても困難さが見られることがあります。

こうした特徴だけでなく、体に現れる症状もあります。**自閉スペクトラム症児は、正常児と比較して胃腸炎や腹痛が多く見られ、腹部にガスが蓄積しやすく、下痢、便秘、排便痛といった消化器症状を示す傾向にある**とされています。また自閉スペクトラム様症状が重いほど、消化器症状も重くなることが経験的に知られています。そのため、自閉スペクトラム症は、遺伝子の変異だけでなく、腸内マイクロバイオータや腸内代謝物もその発症に関与しているのではないかと考えられていました。

●腸内マイクロバイオータの変化で自閉症の症状が改善する？

そうした腸の関与を調べるため、少々手の込んだ実験が行われました。まず、ヒトの自閉スペクトラム症児から採取した糞便中に含まれる腸内マイクロバイオータを、無菌マウスに移植します。つまり、糞便移植です。その後、自閉スペクトラム症児の糞便を移植されたマウスどうしを掛け合わせ、生まれてきた赤ちゃんマウスの行動を調べるのです。

その結果、自閉スペクトラム症児の糞便を移植された親から生まれ育ったマウスは、同じ行動を何度も繰り返す反復行動が高まり（こだわりが強く）、自発的な運動量も減り、社会性が低下するという、自閉スペクトラム様症状を示したのです。

次に、このマウスの脳で使われている遺伝子を調べたところ、糞便移植をしていないマウスと比較して５６０種類以上もの遺伝子の使われ方が変化しているものの、遺伝子自体に変異はありませんでした。

このことから、遺伝子自体に変異が入るのではなく、遺伝子の使われ方が変化することで自閉スペクトラム症が発症することが示唆されました。新たに使われるようになった遺伝子の中には、ＲＮＡのスプライシングに関与するものが多く見られました。**RNAスプライシング**とは、一つの遺伝子から機能などが異なる複数のタンパク質を作り出すことを可能にするしくみです。

実際、自閉スペクトラム症では、脳機能に関与する重要な遺伝子にスプライシングが多く見られ、そのため、遺伝子から作り出されるタンパク質が健常な場合とは異なっています。これが自閉スペクトラム症に特徴的な行動と相関することが報告されています。

次に、このマウスの大腸と血中に含まれる代謝物を解析したところ、他のニューロンの活動を抑えるニューロン（**抑制性ニューロン**）やニューロンの活動を抑える神経伝達物質（**抑制性神経伝達物質**）が減少していることがわかりました。なお、抑制性ニューロンは、抑制性神経伝達物質であるγ（ガンマ）－アミノ酪酸（**GABA**（ギャバ））を分泌し、グルタミン酸を分泌する**興奮性ニューロン**の活動を抑制します。

この抑制性ニューロンを活性化する物質である5－アミノ吉草酸（5-aminovaleric acid：5AV）とタウリンが大腸と血中で減少していました。5AVは、腸内マイクロバイオータがアミノ酸のL－リシンを代謝することで産生されます。一方タウリンは、イカやタコ、貝類、甲殻類及び魚類（心臓・脾臓・血合肉）に多く含まれているため、これらの食品を食べることで腸内での濃度が増加します。また、タウリンは、胆のうから分泌されるタウロコール酸などの胆汁酸が腸内マイクロバイオータによって分解されることでも産生されます。

そこで、5AVまたはタウリンを自閉スペクトラム症児の糞便を移植された親のマウスに与え、その親から生まれてきた赤ちゃんマウスにも餌に5AVまたはタウリンを混ぜて与えました。その結果、自閉スペクトラム症児の糞便を移植された親マウスもその親から生まれた赤ちゃんマウスも、どちらの場合も自閉スペクトラム様症状が改善したのです[6-1]。

これらのマウスによる実験結果から、**腸内マイクロバイオータが変化することで、脳内で使わ**

れる遺伝子が変化し、自閉スペクトラム様症状が起こる可能性が示されました。

また、ヒトでも次のような実験が行われました。自閉スペクトラム症児では、消化器症状がよく見られます。そこで、健常なヒトの糞便から胃腸炎を引き起こす可能性のあるクロストリジウム属の細菌を除去し、7～16歳の18人のアメリカの自閉スペクトラム症児に移植しました。その結果、消化器症状が著しく改善しました。

さらに、糞便を移植した自閉スペクトラム症児の保護者に対して、自閉スペクトラム症の症状の程度を推定するための面接検査（自閉スペクトラム症診断面接と呼ばれる）を行ったところ、自閉スペクトラム様の症状が統計的に有意に低下していたのです。[6-2]

この症状が改善した18人を糞便移植後2年間にわたって追跡調査したところ、消化器症状も自閉スペクトラム様の症状も改善が維持されていました。[6-3] これらの結果から、**腸内マイクロバイオータが何らかのしくみを介して、自閉スペクトラム様の症状を改善する可能性**が示されました。

「母親の肥満と自閉スペクトラム症と腸内細菌」の関係

マウスにおいては、肥満の母親マウスから生まれた赤ちゃんマウスは、周囲の状況に対して適切な行動（社会性行動）ができないことが知られていました。ニューロンにおいて、自閉スペクトラム症に関連する遺伝子群に変異は見られないにもかかわらず、母親マウスが肥満だったということだけで、社会性行動に障害が見られたのです。その原因については明らかになっていませんでしたが、ここでも腸内マイクロバイオータの影響が指摘されたのです。

肥満を誘発する高脂肪食は、食事に含まれている脂肪を分解するための胆汁酸の分泌を促します。その結果、胆汁酸に対して耐性のある腸内マイクロバイオータが腸内で増え、腸内マイクロバイオータの組成の乱れを引き起こします。すると、腸管のバリア機能が低下し、炎症を引き起こす物質（例えば、腸内で産生されるリポ多糖など）が腸管から血中へと移行し、全身に慢性的な炎症を引き起こすことで肥満が引き起こされるのではないかと考えられています。

この組成の乱れた腸内マイクロバイオータは、母親から赤ちゃんへと受け継がれることが知られています。具体的には、**自然分娩（経膣分娩）**の場合、赤ちゃんは母親の産道を通過しますが、産道や膣に付着している腸内マイクロバイオータ由来の細菌が赤ちゃんに取り込まれることで受け継がれると考えられています。

そこで、肥満の母親マウスから生まれた自閉スペクトラム様症状を示す赤ちゃんマウスの腸に、正常なマウスの腸内マイクロバイオータを移植する実験が行われました。その結果、自閉スペクトラム様の症状が抑えられたのです。一方、無菌状態で育てられた肥満ではない母親から生まれた無菌状態の赤ちゃんマウス（全身にマイクロバイオータがいない状態）では、自閉スペクトラム様症状が見られ、この無菌赤ちゃんマウスの腸に正常なマウスの腸内マイクロバイオータを移植することで正常化できました。

これらの結果から、腸内マイクロバイオータに含まれる**特定の細菌が欠如することで、自閉スペクトラム様症状が起こるのではないか**と考えられました。

自閉スペクトラム様症状の改善に効果があるのではないかといわれているプロバイオティクス（ヒトの健康によい影響を与える微生物）がいくつかあります。その中でも、**乳酸菌の一種であるロイテリ菌が、腸内マイクロバイオータから欠如もしくは減少していることが、自閉スペクトラム様症状を引き起こすのではないか**との仮定のもと、肥満の母親マウスから生まれた赤ちゃんマウスの腸内マイクロバイオータの解析が行われました。

その結果、仮説の通り、腸内のロイテリ菌の数が有意に減少していたのです。そこで、マウスの飲み水にロイテリ菌を添加し、継続的にマウスに飲ませると、驚くことに自閉スペクトラム症状が緩和したのです。[6-4]現在、ヒトでもロイテリ菌の効果を検証する研究が進められています。

オキシトシンの分泌を促す腸内細菌

この話には続きがあります。ニューロンのシナプス内に存在して、シナプス間の情報伝達の機能をサポートする役目をするShank3Bというタンパク質があります。このタンパク質を作り出すための遺伝子（*Shank3B* 遺伝子）が欠損することで、自閉スペクトラム様症状を示すことが知られていて、自閉スペクトラム症モデルマウスとして広く用いられています。この *Shank3B* 遺伝子を欠損させたマウスの腸内マイクロバイオータを解析したところ、やはりロイテリ菌の数が減少していました。

そこで、飲み水にロイテリ菌を添加し、*Shank3B* 遺伝子欠損マウスに継続的に飲ませると、自閉スペクトラム様症状を改善できました。この効果は、**腸内のロイテリ菌が、腸に張り巡らされている求心性迷走神経を興奮させ、視床下部からのペプチドホルモンであるオキシトシンの分泌を促す**ことによって起こることがわかったのです。*Shank3B* 遺伝子欠損マウスの求心性迷走神経を事前に切断しておいた状態でロイテリ菌を添加した水を飲ませても、自閉スペクトラム様症状の改善は見られなかったことから確認されました。

さらに驚くべきことに、*Shank3B* 遺伝子欠損マウス以外の他の3種類の自閉スペクトラム症のモデルマウスでも、ロイテリ菌を添加した水を継続的に飲ませることで、自閉スペクトラム様症状が抑えられたのです。[6-5]

また、ロイテリ菌の投与によって体内でビオプテリンとジヒドロビオプテリンと呼ばれる物質の合成が促進され、増加することがわかりました。とくにジヒドロビオプテリンは、ドーパミン、ノルアドレナリン、アドレナリンを産生する際に必須な物質です。

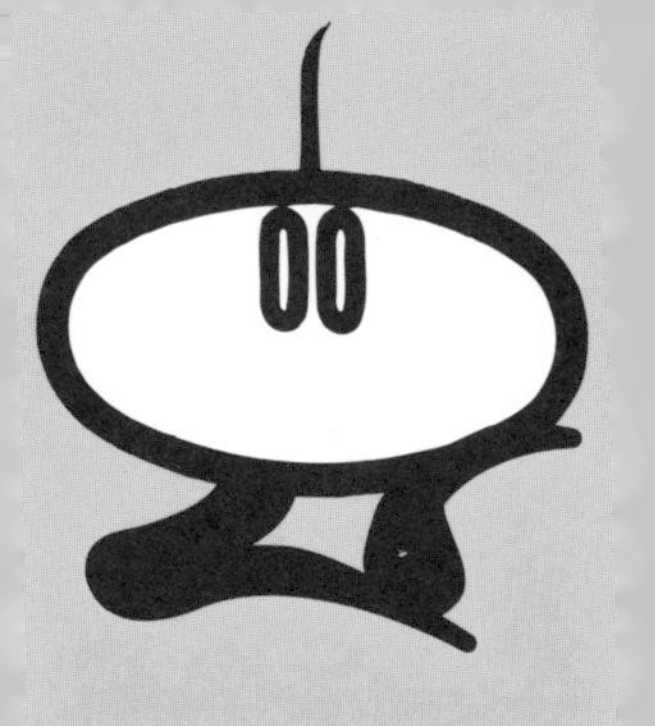

円周率π

π =

3.1415926535897932384626433
832795028841971693993751058
209749445923078164062862089
986280348253421170679821480
865132823066470938446095505
822317253594081284811174502
841027019385211055596446229
489549303819644288109756659
334461284756482337867831652
712019091456485669234603486
104543266482133936072602491
412737245870066063155881748
815209209628292540917153643
678925903600113305305488204
665213841469519415116094330
572703657595919530921861173
819326117931051185480744623
799627495673518857527248912
279381830119491298336733624
406566430860213949463952247
371907021798609437027705392
17176293176752384674818······

公式サイト

そこで、自閉スペクトラム症モデルマウスにジヒドロビオプテリンを投与したところ、他個体への好奇心が回復し、自閉スペクトラム様の症状が抑えられました。一方で、体内に存在するジヒドロビオプテリン合成酵素を阻害してジヒドロビオプテリンの産生を抑制すると、ロイテリ菌の効果が失われました。つまり、**ロイテリ菌は体内でのジヒドロビオプテリンの合成を促進し、自閉スペクトラム様の症状を抑制している可能性が示唆された**のです。[6-6]

これらの研究成果は、マウスを用いた実験から得られたものです。この実験結果がヒトでも当てはまるのか、今後の研究の進展が待たれます。

● 妊娠中に感染症にかかると子が自閉症になりやすい？

ヒトを対象とした疫学調査によると、**妊娠中に母親がインフルエンザや他のウイルスなどの感染症に罹患すると、その子供は自閉スペクトラム症になりやすい**ことが報告されています。[6-7]

そこで、マウスにおいて、妊娠マウスに疑似ウイルスを注射する実験が行われました。マウスに実際のウイルスを注射すると病気になり死んでしまう可能性があるので、疑似ウイルスを使います。ここでは、ウイルスに含まれる核酸を模倣した２本鎖ＲＮＡを注射しました。

すると、疑似ウイルスを注射した妊娠マウスから生まれてきた赤ちゃんは、疑似ウイルスを注射しなかった母親から生まれてきた赤ちゃんよりも、自閉スペクトラム様症状を示す割合が高くなりました。つまり、マウスにおいてもヒトと同様に、母親が感染症に罹患すると、その子供が自閉スペクトラム様の症状を示すことが確認されたのです[6-8]。

いったい、どうして感染症が自閉スペクトラム症と関係するのでしょうか？　ウイルスや細菌などに感染すると、私たちの体内では炎症反応を引き起こすサイトカインが産生され、炎症によって体を病原体から防御しようと試みます。例えば、マウスに疑似ウイルスを注射して感染を模倣すると、免疫細胞（17型ヘルパーT細胞：Th17細胞）が増殖し、サイトカインであるインターロイキン-17（IL-17）が大量に産生されます。このサイトカインは、胎盤を通過し、赤ちゃんマウスの脳へ侵入することがわかりました。すると、脳内の細胞（ニューロンやアストロサイト）のインターロイキン-17受容体に結合して、それらの細胞を興奮させることで、自閉スペクトラム様症状を引き起こす可能性が示唆されました[6-9]。

ただし、**感染症に罹患した母親から生まれたすべての子供が、自閉スペクトラム様症状を示すわけではありません**。そこで、サイトカインを産生する免疫細胞（17型ヘルパーT細胞）の増殖を引き起こし、サイトカインを多量に産生させる何らかの病原体があるのではないかと考えられました。調べると、腸内マイクロバイオータの中でも、腸管の上皮細胞にくっついている**セグメント細菌**と呼ばれる細菌が免疫細胞（17型ヘルパーT細胞）の増殖を促進することがわかりました。セグメント細菌は、一つ一つの細菌が糸状に連なったユニークな形態をしていて、腸管の上皮細胞に突き刺さるように存在しています。

そこで、ウイルス感染した妊娠中のマウスに抗菌剤を用いて腸内のセグメント細菌を除去したところ、生まれてきた赤ちゃんマウスに自閉スペクトラム様症状は見られなくなったのです[6-10]（**図6―1**）。

この**セグメント細菌が免疫細胞（17型ヘルパーT細胞）の増殖を促進し、炎症反応を引き起こすサイトカインを大量に産生させるはたらきが、自閉スペクトラム様症状に関係するのかも**しれません。

図6-1　腸と自閉スペクトラム症の関係（イメージ図）

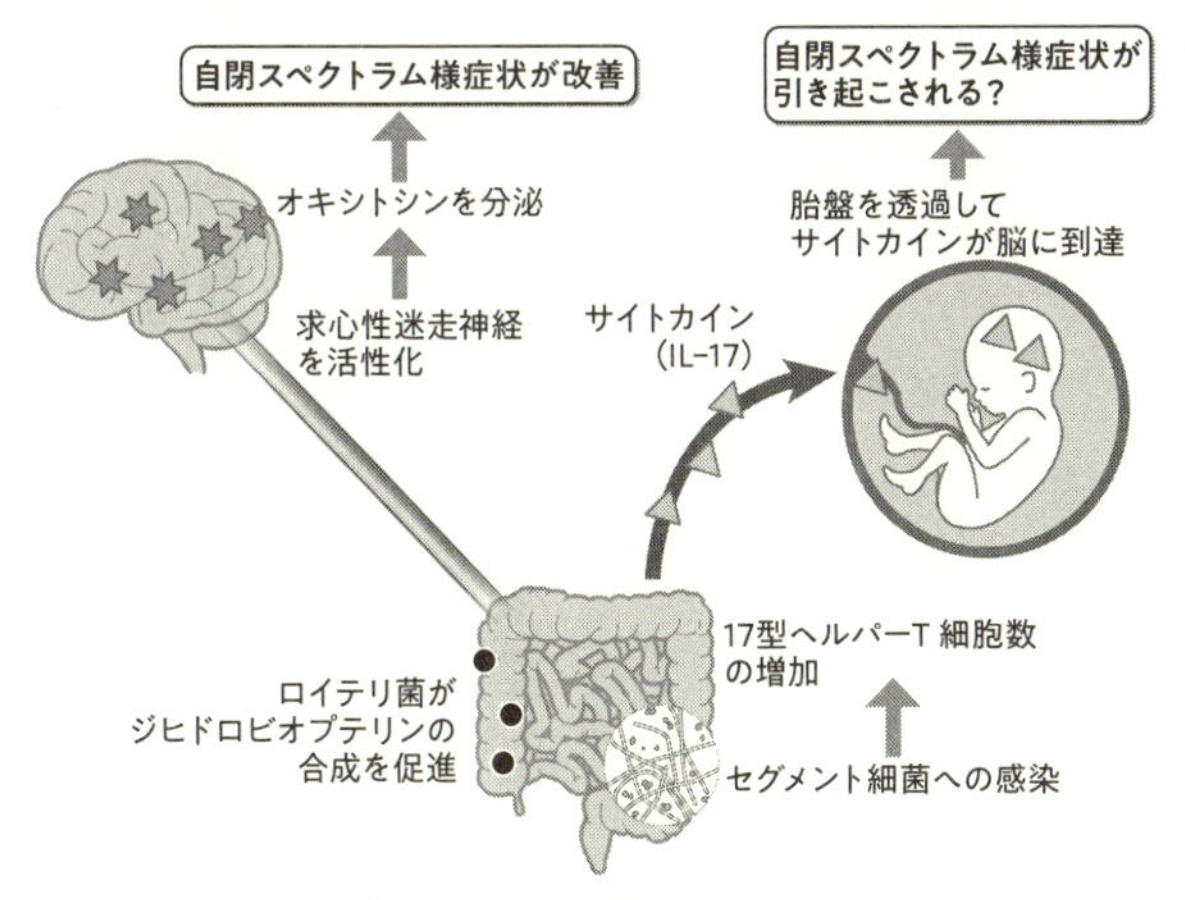

マウスの実験結果からのイメージ図。腸内のロイテリ菌によって合成が促進されるジヒドロビオプテリンで求心性迷走神経が活性化され、オキシトシンの分泌が促されることで自閉スペクトラム様症状が改善する可能性がある。一方、腸内にセグメント細菌が増えることによって17型ヘルパーT 細胞がサイトカイン（IL-17）を分泌することで、自閉スペクトラム様症状を引き起こしているのかもしれない

参考文献6-6および6-10をもとに作成

ここで紹介したのはマウスでの研究成果です。今後は、ヒトにおいても同様のしくみで自閉スペクトラム症が発症するのかについて、明らかにする必要があります。

うつ病患者の腸で減少している2種類の細菌

うつ病とは、一言で説明することは非常に難しいですが、抑うつ気分、興味の減退、認知機能の障害ならびに睡眠障害や食欲障害などの自律神経症状を伴います。また、腸管バリア機能の低下と体内で炎症反応が起こることで産生される**C反応性タンパク質**（ＣＲＰ）やサイトカインが、血中で増加します。

腸内マイクロバイオータの組成にも変化が見られ、プロテオバクテリア門やアリスティペス属の細菌が増加する一方で、酪酸を産生するフィーカリバクテリウム属やコプロコッカス属の細菌が減少する、つまりディスバイオシス（腸内マイクロバイオータの組成の変化、あるいは通常は見られない菌種の異常増殖）が起こることが報告されています。[6-11]

アイルランドのコーク大学病院において、34人のうつ病患者の糞便を回収し、その糞便を無菌ラットへ移植し、ラットの行動にどのような影響を与えるのかという実験が行われました。糞便を移植されたラットは、ラットにとって楽しい活動（例えば餌を食べるなど）をしても喜びを感じられない様子を示し（アンヘドニアと呼ばれます）、不安様行動も見られました。さらに、腸内のトリプトファン代謝物の濃度も低下しており、うつ様症状を示しました。

これらの結果から、**腸内マイクロバイオータの組成が変化しディスバイオシスを起こすことで、何らかの腸内代謝物が減少、あるいは組成が変化し、それがうつ症状を引き起こしている可能性**が考えられます。[6-12]

逆に考えると、腸内マイクロバイオータのバランスを改善することにより、うつ病が改善できるかもしれません。現在、さまざまな臨床試験が行われています。

まず、ディスバイオシスによってどのような細菌が減少するのか、日本のうつ病患者（43人）と健常者（57人）の糞便中の腸内マイクロバイオータが調べられました。ここではとくに、ラクトバチルス属とビフィドバクテリウム属の細菌の数が比較されました。ラクトバチルス属は乳酸菌のことで、糖を分解して乳酸を産生します。ビフィズス菌が属するビフィドバクテリウム属の細菌は、乳酸と酢酸を産生します。

その結果、**うつ病患者は健常者よりビフィドバクテリウム属の数が統計的に有意に少なく、ラクトバチルス属の数も低下していました。つまり、この2種類の細菌数が減ると、うつ病のリスクが高くなることが示唆された**のです。

この研究には続きがあります。乳酸菌飲料やヨーグルトなど、プロバイオティクスを含む食品を摂取する頻度と腸内マイクロバイオータとの関係についても調べられました。すると、うつ病患者において、週に1度未満しかプロバイオティクスを含む食品を摂取しない人は、週1度以上摂取する人と比較して、糞便中に含まれるビフィドバクテリウム属の細菌数が統計的に有意に低かったのです。このことから、**プロバイオティクスを含む食品を摂取する習慣が、ビフィドバクテリウム属の菌数に影響を与える可能性**が示唆されました。[6-13]

プロバイオティクスの摂取でうつ病は改善するか？

それでは、プロバイオティクスを含む食品を定期的に摂取することは、うつ病の改善にもつながるのでしょうか？

オーストラリアのシドニー工科大学において、71人のうつ病患者に対して、34人にはプロバイオティクスを、37人にはプラセボを8週間投与し、うつ病の症状が改善するかどうかの臨床試験が行われました。試験中には、発酵チーズやヨーグルトなどのプロバイオティクスが豊富な食事や飲料の摂取はしない、また、抗菌剤や抗うつ剤の服用もしないよう条件が設定されました。

なお、本試験で用いたプロバイオティクスは、ビフィドバクテリウム属とラクトバチルス属の細菌を含む9種類（*Bifidobacterium bifidum*：ビフィドバクテリウム ビフィダムW23、*Bifidobacterium lactis*：ビフィドバクテリウム ラクティスW51およびW52、*Lactobacillus acidophilus*：ラクトバチルス アシドフィルス W37、*Lactobacillus brevis*：ラクトバチルス ブレビスＷ63、*Lactobacillus casei*：ラクトバチルス カゼイＷ56 、*Lactobacillus salivarius*：ラクトバチルス サリバリウスＷ24、*Lactococcus lactis*：ラクトコッカス ラクティスＷ19およびＷ58）の混合物です。

参加者のうつ病の症状については、抑うつ、不安、ストレスといったネガティブな感情を測定するためのＤＡＳＳ（Depression Anxiety Stress Scales）、ベック抑うつ質問票（ＢＤＩ：Beck Depression Inventory）、ベック不安評価尺度（ＢＡＩ：Beck Anxiety Inventory）といった3種の心理検査によって評価されました。

8週間のプロバイオティクスの摂取により、3種の心理検査で評価されるうつ症状については改善効果が見られませんでしたが、認知反応性については統計的に有意に低下しました。この認知反応性とは、ネガティブな気分に対して過剰に反応しやすい傾向を意味します。例えば、うつ病の患者では、憂うつなときは自分の少しの間違いも許せなくなってしまうような傾向があります。この傾向が、8週間のプロバイオティクスの摂取で改善したのです[6-14]。

抗うつ薬治療を受けているうつ病患者にプロバイオティクスを投与し、その効果を見るといった試験も行われました。具体的には、8週間、通常の抗うつ薬治療に加え、3種類の細菌（ラクトバチルス アシドフィルス、ラクトバチルス カゼイ、ビフィドバクテリウム ビフィダム）を混合したプロバイオティクスカプセルを服用したグループ（20人）とプラセボを服用したグループ

（20人）で、うつ病の症状のスコアが比較されました。

その結果、ベック抑うつ質問票で評価されるうつ病症状が統計的に有意に改善しました。また、炎症反応が起こることで産生されるC反応性タンパク質（CRP）についても、プロバイオティクスを投与したグループでは、プラセボのグループと比較して有意に症状が改善しました。[6-15]

これらの研究成果から、ビフィドバクテリウム属とラクトバチルス属で構成されるプロバイオティクスの摂取が、これらの細菌数の低下を改善し、うつ病の治療に有効である可能性が示唆されています。しかし、これらの研究成果は、**うつ病とプロバイオティクスとの相関関係を示しただけ**であり、また、試験に参加した被験者の数が少ないため、**今後、より大規模な試験を行い、治療効果やその作用機序を解明する必要があります**。

第6章のまとめ

・自閉スペクトラム症やうつ病により腸内マイクロバイオータと腸内代謝物の組成が大きく変化する。
・乳酸菌の一種であるロイテリ菌は、腸内に張り巡らされている求心性迷走神経を興奮させ、視床下部からのオキシトシンの分泌を促し、自閉スペクトラム様症状を抑える。今後、この研究結果がヒトでも当てはまるのか、研究の進展が待たれる。
・母親マウスが肥満、あるいは感染症に罹患した場合、その親から生まれた赤ちゃんマウスで自閉スペクトラム様症状が見られる場合がある。
・腸管上皮細胞に存在するセグメント細菌は、免疫細胞の増殖を促し、サイトカインの分泌を促す。このサイトカイン（インターロイキン-17）は、マウスにおいて、妊娠マウスの胎盤を通過し、赤ちゃんマウスの脳に進入し、脳内の細胞を興奮させ、自閉スペクトラム様症状を引き起こす。同様のことがヒトで起こるのか、今後の研究の進展が待たれる。
・ヒトにおいて、抗うつ薬治療に加え、プロバイオティクスであるビフィドバクテリウム属とラクトバチルス属の細菌の投与により、うつ病患者のうつ症状が軽くなることが報告されている。今後、大規模な臨床試験によって、この効果や作用のしくみの解明が待たれる。

第7章 腸と食欲・肥満の関係

腸からの情報が脳へ伝達され、食欲が調節される情報伝達にも腸内マイクロバイオータが関わっていることがわかってきました。そして、肥満は腸内マイクロバイオータの組成の乱れによって引き起こされる可能性も明らかになったのです。本章では、食欲や肥満に腸内マイクロバイオータがどのように関与しているのか紹介していきます。

●食欲を調節するホルモン

昨日は飲み会でついつい夜遅くまで食べすぎてしまった、あるいは、最近ストレスで甘いものを食べすぎてしまった、という経験が誰しもあるかと思います。食べすぎが毎日続けば肥満につながるのは当然ですが、月に数回ぐらいであれば、体重が大きく増えることはありません。体重は、ある程度、一定な状態に保たれているのです。

じつは、私たちが毎日意識して食事の量を調節しなくても、体内のエネルギー状態を脂肪細胞や胃が感知して、ホルモンを分泌することで、食欲を調節するしくみがあることがわかりました。

アメリカのロックフェラー大学のジェフリー・M・フリードマンは、白色脂肪細胞が体内で余剰となったブドウ糖（グルコース）を細胞内に取り込むと、ペプチドホルモン（アミノ酸が数珠状につながったもの）を分泌することを発見しました。[7-1] このホルモンは、肥満を抑制する作用があることから、ギリシャ語の「痩せる（leptos）」から、**レプチン**（leptin）と名付けられました。[7-2, 7-3]

その後、白色脂肪細胞が分泌したレプチンを受け取るための受容体（つまり**レプチン受容体**）が、脳の視床下部の**弓状核**と呼ばれる部分に多く存在していることがわかりました。弓状核には、食欲を促進するように作用するニューロン（食欲促進ニューロン）と、食欲を抑制するように作用するニューロン（食欲抑制ニューロン）が存在し、食欲抑制ニューロンではレプチン受容体が作られています。白色脂肪細胞から分泌されたレプチンが、食欲抑制ニューロンを活性化して食欲を抑えるというしくみがあったのです。

食欲を抑えるホルモンがあるならば、食欲を促進するホルモンはあるのでしょうか？　そこにも驚く発見がありました。

それは、空腹になると、胃に存在する**胃内分泌細胞**から食欲を促進するペプチドホルモンが分泌されていたのです。[7-4] このホルモンは、**グレリン**と名付けられました。このグレリンは、弓状核の食欲促進ニューロンを活性化することで食欲を促進していました（**図7―1**）。

これらの発見から、空腹か満腹という状態、つまり体内のエネルギー状態は、全身に存在する白色脂肪細胞と胃内分泌細胞が常にチェックして、調節しているということがいえます。空腹であれば胃内分泌細胞からグレリンが、満腹であれば全身の白色脂肪細胞からレプチンが分泌され、脳に作用します。

いわば、**レプチンは食欲抑制ホルモン、グレリンは**

図7-1　ホルモンによる食欲調節

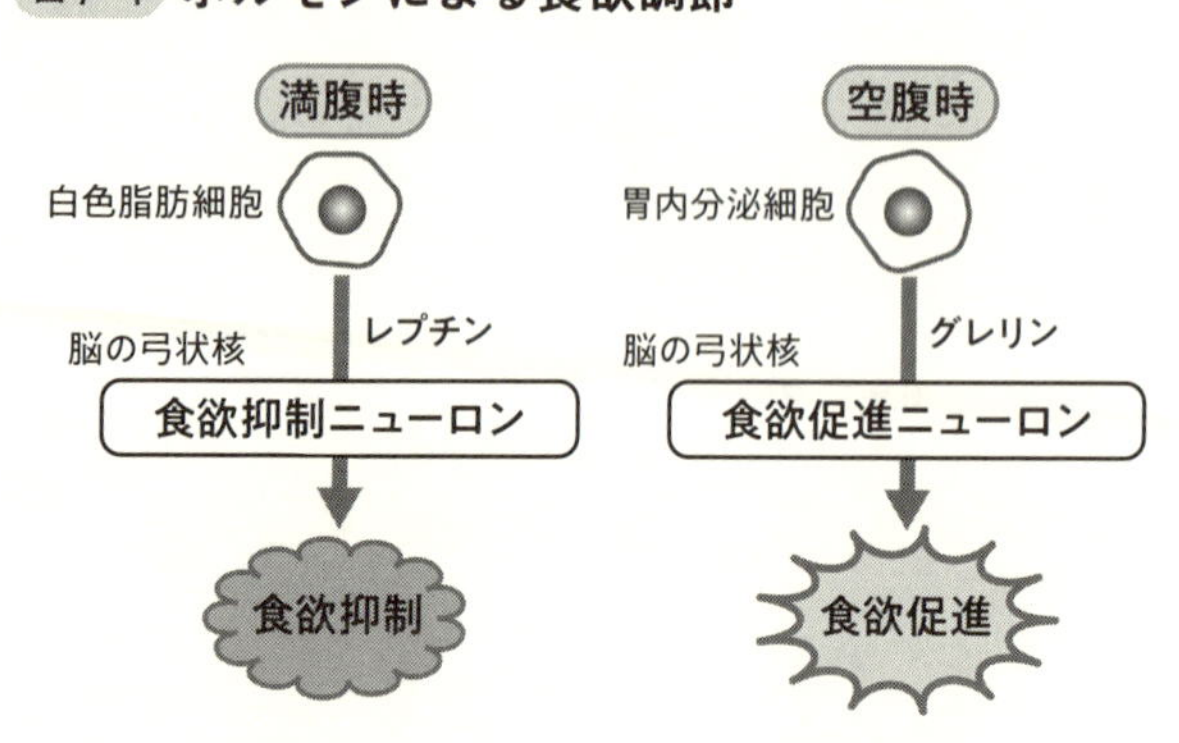

レプチンは「食欲抑制ホルモン」、グレリンは「食欲促進ホルモン」としてはたらく

食欲促進ホルモンというわけです。まとめると、**食欲は、白色脂肪細胞や胃内分泌細胞が分泌するホルモンが視床下部の弓状核に存在するニューロンに作用することで調節されている**ことが明らかになったのです。

食物繊維から作られる短鎖脂肪酸が食欲を調節する

じつは、このしくみ以外にも食欲を調節するしくみがあることが最近明らかになってきました。腸内マイクロバイオータが産生する腸内代謝物が、さまざまな経路を介して脳や臓器に作用することで食欲を調節しているというのです。

私たちが摂取する食物繊維は、消化酵素では消化しにくいため、**難消化性多糖類**（セルロースやペクチンなど）と呼びます。この難消化性多糖類が、腸内マイクロバイオータによって**短鎖脂肪酸**へと分解され、この短鎖脂肪酸が、食欲を調節しているようなのです。

この短鎖脂肪酸は、酢酸、プロピオン酸、酪酸などのことです。短鎖脂肪酸は、小腸や大腸の表面を覆う上皮細胞の増殖や粘液の分泌、水やミネラルの吸収のためのエネルギー源として利用されます。短鎖脂肪酸の中でもとくに酪酸は、大腸の上皮細胞のエネルギー源として用いられているだけでなく、（健常なヒトの体内で見られる濃度の範囲内であれば）炎症を抑制する作用もあるとされています。

腸内マイクロバイオータが食物繊維から生み出す短鎖脂肪酸によって、食欲が調節されたり、白色脂肪細胞に中性脂肪が蓄積されたりして肥満につながることがわかったのです。そのしくみについて詳しく見ていきましょう。

●体内の状態を脳に伝えるルート

私たちの細胞の表面には、特徴的な構造を持った**Gタンパク質共役型受容体**（G protein-coupled receptor：**GPCR**）と呼ばれる受容体グループが存在しています。このGPCRは、細胞外の神経伝達物質やホルモン、さらには体内に存在するさまざまな物質を受け取って、その情報を細胞内へと伝えます。

細かい話になりますが、GPCRの中でも、GPR41やGPR43、そしてOlfr78の3つが食欲の調節に関係しています。これら3つの受容体は、体内の酢酸やプロピオン酸、そして酪酸などの短鎖脂肪酸の情報を受け取ります。ただ、これら3つの受容体は、それぞれ反応する短鎖脂肪酸の種類が違います。

例えばGPR41は、交感神経や**腸内分泌細胞**などに主に存在していて、プロピオン酸によって活性化されます。[7-5]

腸内マイクロバイオータが食物繊維を代謝して産生するプロピオン酸は、どうやって食欲を抑制するのでしょうか。まず、食物繊維から作られたプロピオン酸は、腸内分泌細胞の細胞表面に存在するGPR41を活性化します。すると、腸内分泌細胞の中でも小腸に存在する**L細胞**と呼ばれる細胞から、食欲を抑制するペプチドホルモンであるペプチドYYが分泌されます。このペプチドYYの情報が脳に伝わって食欲を抑制するのです。

腸から脳へは、次のようなルートで情報が伝達されます。腸管には、脳から腸へと情報を伝える**遠心性迷走神経**と、腸から脳へと情報を伝える**求心性迷走神経**がそれぞれ張り巡らされています。求心性迷走神経は、腸内分泌細胞から分泌されるペプチドホルモンや腸管内の栄養素や腸内代謝物の情報を受容して、その情報を脳へと伝えます。具体的には、プロピオン酸を受容した腸内分泌細胞（L細胞）が分泌したペプチドYYの情報を受け取ると、その情報が延髄の孤束核と呼ばれる脳の部位まで直接伝えられます。そして、その情報が脳内で処理されることで、食欲が抑制されることがわかりました。[7-6]

さらにGPR41について、これ以外の機能がないか研究が行われました。まずGPR41を作り出せないようにしたマウス（*GPR41*遺伝子が失われているマウス）が作られました。このマウスでは、神経伝達物質の一つであるノルアドレナリンの分泌量が低下し、安静時の心拍数が低下していました。[7-7]

次に、遺伝子に変異のない野生型マウスの交感神経に、GPR41を活性化するプロピオン酸を投与したところ、ノルアドレナリンの分泌量が増加しました。一方で、ＧＰＲ41を作り出せないようにしたマウスの交感神経にプロピオン酸を投与しても、ノルアドレナリンの分泌量が増加することはありませんでした。[7-8]

これらの結果から、食事によって産生される**短鎖脂肪酸の情報を受容体ＧＰＲ41が認識して、交感神経を活性化させることで、心拍数や体温、酸素消費量などを増加させ、その結果、体内のエネルギー消費量が増加し、肥満を抑制する**ことがわかったのです。

では次に、2つ目の受容体、ＧＰＲ43について見ていきましょう。この受容体は、ＧＰＲ41とは異なり、酢酸によって活性化され、脂肪を貯蔵する皮下脂肪や内臓脂肪の脂肪組織（白色脂肪細胞）などに存在しています。

そこで、ＧＰＲ43がはたらかないようにしたマウス（*ＧＰＲ43*遺伝子が失われているマウス）を作り、脂肪組織でのＧＰＲ43の機能について解析が行われました。その結果、*ＧＰＲ43*遺伝子が失われているマウスでは、正常なマウスと比較して、成長とともに体重と脂肪重量が急激に増加し、肥満傾向を示しました。一方、白色脂肪細胞にだけＧＰＲ43が多量に存在するように遺伝子を操作したマウスでは、痩せる傾向が見られました。[7-9]

これらの結果から、食事によって腸内マイクロバイオータが産生する酢酸が血流に取り込まれ、脂肪組織に存在するＧＰＲ43がその酢酸を受け取ると、脂肪組織に脂肪が蓄えられるのが抑えられ、肥満が抑えられると考えられます。**脂肪組織には、体内で余剰となったエネルギーであるグルコースが取り込まれ、白色脂肪細胞の中で中性脂肪に変換されて蓄積していきます。つまり、白色脂肪細胞へのグルコースの取り込みが抑えられると、肥満は抑えられます。**

血中のグルコース濃度はどうやって調節されるか

では、血中のグルコース濃度は、どのようにして調節されているのでしょうか。

私たちが食事を摂ると、血糖値が上昇します。膵臓には、ランゲルハンス島と呼ばれるさまざまなペプチドホルモンを分泌する内分泌組織が存在します。

このランゲルハンス島には、α（アルファ）、β（ベータ）、そしてδ（デルタ）細胞があります。α細胞からは、血中のグルコース濃度を上昇させる作用のある**グルカゴン**が分泌されます。**β細胞**は、血中のグルコース濃度の上昇に反応して、**インスリン**を分泌します。そしてδ細胞は、インスリンとグルカゴンの分泌を抑制する**ソマトスタチン**を分泌します。これらのホルモンが協働することで血中のグルコース濃度を一定に保っています。

β細胞から分泌されたインスリンは、白色脂肪細胞や筋細胞、そして肝細胞に作用し、血中のグルコースを細胞内に取り込みます。しかし、β細胞から分泌されたインスリンの量によって、取り込めるグルコースの量が決まります。そのため、その上限を超えたグルコースは、一旦血中にあふれ出てしまいます。すると、血中のグルコース濃度が低下しない、あるいは場合によっては上昇するため、β細胞は、血中に存在するグルコースに反応してインスリンをさらに分泌します。この追加されたインスリンによって、血中に存在するグルコースが白色脂肪細胞に取り込まれるようになります。

その結果、白色脂肪細胞では、取り込んだグルコースを中性脂肪に変換して蓄積し、白色脂肪細胞自身のサイズが徐々に大きくなります。この状態が続くと、脂肪組織がさらに大きくなり、最終的には肥満を引き起こします。また、血中に余った脂肪酸やグルコースは、肝臓に中性脂肪として蓄えられ、脂肪肝を引き起こします。

●「肥満を抑えるメカニズム」のまとめ

さて、遠回りしましたが、話を腸内マイクロバイオータが作り出す酢酸に戻しましょう。

白色脂肪細胞に存在するGPR43が、腸内マイクロバイオータによって作られ、血中で増加した酢酸を受け取ると、白色脂肪細胞のインスリン受容体のはたらきが抑えられます。先ほどお話ししたように、通常であれば、白色脂肪細胞は、インスリンの作用によって血中のグルコースを細胞内に取り込みます。一方、血中に酢酸が存在すると、β細胞からインスリンが分泌されても、**白色脂肪細胞がグルコースを細胞内に取り込みにくくなり、またグルコースから中性脂肪への変換も起こりにくくなります**。その結果、**白色脂肪細胞内での中性脂肪の蓄積が抑えられ、肥満が抑えられる**ということが、マウスを用いた実験から明らかになりました。

また先ほど触れましたが、交感神経に存在しているＧＰＲ41もわずかではありますが、酢酸によって活性化されます。そのため、血中の酢酸濃度が上昇すると、ノルアドレナリンの分泌量が増加し、その結果、心拍数や体内のエネルギー消費が高まることで、白色脂肪細胞内への中性脂肪の蓄積が抑えられ、肥満が抑えられると考えられます。

食欲や脂肪の蓄積を抑える食べ物はあるか？

短鎖脂肪酸を感受するＧＰＲ41やＧＰＲ43以外にも、におい物質を感じるＧＰＣＲであるOlfr78も酢酸やプロピオン酸によって活性化されることが明らかになりました。このOlfr78は、鼻の中にある**嗅細胞**だけでなく**腸内分泌細胞**にも発現しています。なお鼻の嗅細胞のOlfr78は、オイゲノールというにおい物質（スパイス香やクローブ、「歯医者の虫歯治療のにおい」などといわれる香りのもとです）に反応します。一方、腸内分泌細胞のOlfr78は、においを感じるわけではなく、腸内マイクロバイオータが作り出す酢酸やプロピオン酸を受け取ることで、食欲を抑えるペプチドホルモンであるペプチドＹＹの分泌を促進し、食欲を抑える可能性があるのです[7-10]。

　つまり、マウスを用いた研究から、腸内マイクロバイオータによって食物繊維から作り出される酢酸やプロピオン酸、そして酪酸などの短鎖脂肪酸を腸内分泌細胞や交感神経、白色脂肪細胞に存在するGPR41やGPR43、そしてOlfr78が受け取ることで、食欲が抑えられたり、脂肪組織へのエネルギーの蓄積が抑えられたりすることがわかったのです（**図7―2**）。

　では、酢酸やプロピオン酸、そして酪酸を含む食品を摂れば、食欲が抑えられたり、脂肪の蓄積が抑えられたりできるのでしょうか？

　プロピオン酸は、パン、焼き菓子、チーズなどさまざまな加工食品に、カビが付くのを

図7-2 短鎖脂肪酸による食欲の調節

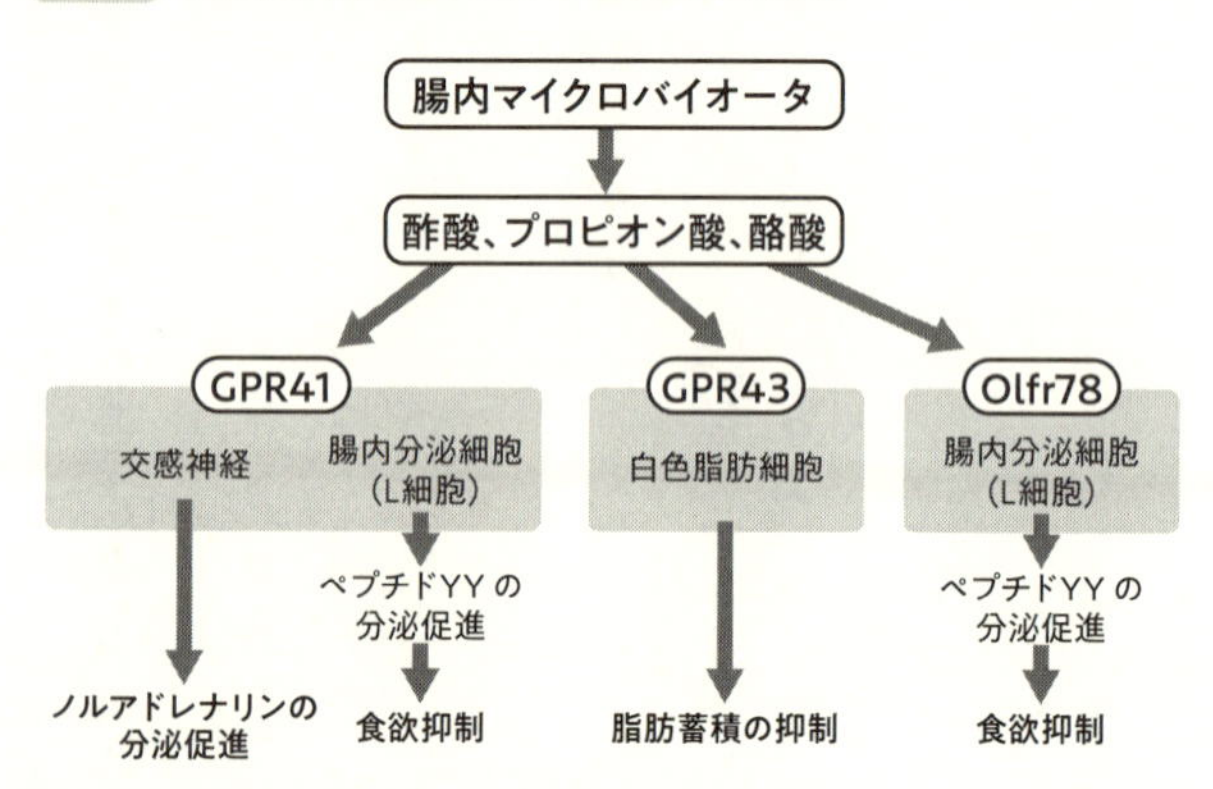

腸内マイクロバイオータによって産生される酢酸、プロピオン酸、酪酸といった短鎖脂肪酸が、食欲の調節に関わっている

参考文献7-6から7-10をもとに作成

防ぐ目的で添加物として用いられています。その作用を調べるため、ヒトに高濃度のプロピオン酸を経口投与する実験から、意外な作用が判明しました。実験の結果、**プロピオン酸が血糖値を上昇させるペプチドホルモンであるグルカゴンの分泌を引き起こすだけでなく、細胞内の脂質代謝や炎症に関係するタンパク質（FABP4と呼ばれる）の産生を促すことで、インスリンの効き具合を鈍らせてしまう「インスリン抵抗性」を引き起こす**ことがわかったのです。

ちなみに、インスリンの作用に対して抵抗性がある状態だと、筋肉や白色脂肪細胞へのグルコース取り込みが低下します。その結果、血糖値が低下しにくくなり、血糖値を正常に戻すためにより多くのインスリンが必要となります。このような状態が持続すると、膵臓のβ細胞が疲弊し、インスリン分泌機能が低下し、血糖値が高い状態になるため、**2型糖尿病**を引き起こすと考えられています。[7-11]

この研究成果は、腸内マイクロバイオータが産生するプロピオン酸の作用を解析したものではないため、結果の評価には注意が必要です。ただ、いえることは**体内のプロピオン酸の濃度には至適な濃度があり、高すぎてもよくない**ということです。今後、腸内マイクロバイオータが産生するプロピオン酸が、私たちヒトにどのように作用するのか、またどれくらいの濃度が最適なのかといったことの解明が待たれます。

肥満を抑える長鎖脂肪酸もある

これまで、腸内マイクロバイオータが産生する短鎖脂肪酸について見てきました。近年になり、短鎖脂肪酸だけでなく、長鎖脂肪酸も脳腸相関を介して、食欲や肥満に関与していることが明らかになっています。

まず、サラダ油やバター、豚や牛の脂や魚の油といった食物に含まれる油脂に注目してみましょう。これらの油脂の主成分は、中性脂肪で、グリセロールに脂肪酸が3つ結合したものです。結合している脂肪酸は、炭素の数と**不飽和結合**しているかどうかによって分類することができます。

不飽和結合とは、炭素の両側の手が水素と結合せず、代わりに炭素同士で二重結合している状態を指します。このような不飽和結合が1ヵ所ある脂肪酸のことを**一価不飽和脂肪酸**、不飽和結合が複数箇所あるものを**多価不飽和脂肪酸**と呼びます。

炭素の数で分類する場合は、先ほど出てきた酢酸（炭素数2）、プロピオン酸（炭素数3）、酪酸（炭素数4）のように炭素数が6までのものを短鎖脂肪酸と呼びます。炭素数が8や10のものを**中鎖脂肪酸**（パーム油に含まれるカプリル酸やカプリン酸など）、炭素数が12以上のものを**長鎖脂肪酸**（オレイン酸、リノール酸、α-リノレン酸、EPA、DHAなど）と呼びます。

腸内分泌細胞には、短鎖脂肪酸を受け取るＧＰＲ41やＧＰＲ43が存在していることを先ほど紹介しましたが、長鎖脂肪酸を受け取るＧＰＲ40とＧＰＲ120も存在しています[7-12, 7-13]。例えば、食事に含まれる長鎖脂肪酸が十二指腸に到達すると、十二指腸に存在する腸内分泌細胞のＩ細胞からペプチドホルモンであるコレシストキニンが分泌され、腸に張り巡らされている求心性迷走神経を刺激して、その情報が脳の延髄の孤束核に伝えられることで食欲が抑えられます[7-14]。

また小腸の下部に存在する腸内分泌細胞のＬ細胞も長鎖脂肪酸を受け取って、食欲を抑えるペプチドホルモンであるグルカゴン様ペプチド－１（ＧＬＰ－１）を分泌し、求心性迷走神経を刺激して、その情報を延髄の孤束核に伝え、食欲を抑えます。

つまり、**食事に含まれる長鎖脂肪酸によってさまざまな腸内分泌細胞から各種消化管ホルモンが分泌され、分泌された消化管ホルモンが求心性迷走神経を刺激することによって食欲が抑えられる**ことがわかったのです。

それでは、腸内マイクロバイオータが長鎖脂肪酸をもとにして作り出す代謝物が、どのように肥満を抑えるのかについて見ていきましょう。

マウスに高脂肪食を与え続けると、肥満になります。その際、腸内の乳酸菌の数が減少するだけでなく、乳酸菌を含む腸内マイクロバイオータによってリノール酸から産生される長鎖脂肪酸（ＨＹＡ：10-hydroxy-cis-12-octadecenoic acid）が減少していました。このＨＹＡは、腸内マイクロバイオータによって産生されるため、食事からは直接摂取できません。そこで、高脂肪食を与え続けることで肥満になったマウスに、人工的に作り出したＨＹＡを経口投与したところ、高脂肪食によって引き起こされる肥満の症状が改善しました。

通常の食事を摂取した際に産生される濃度と同程度のＨＹＡを添加した高脂肪食をマウスに与えると、腸内分泌細胞のＬ細胞が分泌するＧＬＰ－１の分泌が促され、食欲が抑えられました。そして、肥満の症状が改善しました。

一方、Ｌ細胞のＧＰＲ40やＧＰＲ120をはたらかないように遺伝子操作したマウスにＨＹＡを添加した高脂肪食を与えても肥満の症状は改善しませんでした。

これらの結果から、**腸内マイクロバイオータが産生する長鎖脂肪酸（ここではＨＹＡ）を腸内分泌細胞のＬ細胞がＧＰＲ40とＧＰＲ120を介して受け取り、ＧＬＰ－１が分泌される**ことがわかりました。そして、**分泌されたＧＬＰ－１は求心性迷走神経を刺激して、その情報を延髄の孤束核に伝え、食欲を抑え、その結果肥満の症状が抑えられる**ことがわかったのです。[7-15]

今後、マウスで見られたＨＹＡの肥満を抑える効果が、私たちヒトにも効果があるのか研究を行う必要があります。

コラム4　肥満症治療の救世主はトカゲの毒から生まれた

2023年、「セマグルチド」という肥満症の治療薬が誕生しました。これは、以前から日本でも糖尿病治療薬として使用されていたもので、「GLP－1受容体作動薬」の一種です。「痩せ薬」と紹介されて話題になり、世界的に品薄にもなりました。これは、どのような薬なのでしょうか？

GLP－1は、腸内分泌細胞のL細胞が分泌するグルカゴン様ペプチド－1のことで、求心性迷走神経を刺激して食欲を抑える作用を持つペプチドホルモンです。血中のグルコース濃度（血糖値）が上昇したときに膵臓のβ細胞のインスリン分泌を促すだけでなく、インスリンを分泌し続けて疲れたβ細胞を元気づける作用もあります。ただし、血中の酵素によって2～5分ほどで素早く分解されてしまい、作用は長続きしません。

ところが、血中で分解されにくく、長期間作用するGLP－1に似たペプチドが偶然発見されました。そのペプチドは、アメリカ南西部アリゾナ州などの乾燥地帯に生きているアメリカドクトカゲのあごの毒腺から分泌される毒液に含まれていたのです。この毒液に含まれている物質はGLP－1によく似た構造で、血中の酵素で分解されにくいため、血糖の上昇を抑える作用が非常に高いことがわかりました。このペプチドは、「エキセナチド」と名付けられ、日本では2010年から、新しい糖尿病薬として使われるようになりました。

そして、より分解されにくくより長時間作用し、ヒトのGLP－1にかなり類似した薬が開発され、「セマグルチド」として誕生したのです。

なお、セマグルチドの投薬期間が長くなればなるほど、体重は減りますがその効果には、限度があります。5ヵ国の施設において、計304人を対象にした研究が行われたのですが、投薬開始から約60週間後に体重減少が頭打ちになることがわかりました。[7-16] つまり、セマグルチドを投与し続ければ、当たり前ではありますが、ずっと痩せ続けるというわけではありません。これには、薬への耐性ができる、急激に体重が減るため代謝が落ちるなど、さまざまな可能性が考えられます。

また、体重の減少が頭打ちになったあとにセマグルチドの服用を止めると、1年後には体重が若干戻ります。[7-17] つまり、**GLP－1受容体作動薬は、肥満症治療のための特効薬ではなく、体重の減少と食欲の減退を後押ししてくれるけれども、その状態を維持するためには、やはり治療を受けている本人が生活習慣に気を配ることが大切**です。

肥満や糖尿病を悪化させる腸内代謝物

先ほど取り上げた不飽和脂肪酸には、炭素が二重結合している箇所があることをお伝えしました。通常、二重結合部位の水素の位置によって、「シス型」（水素が同じ側にある）と「トランス型」（水素が反対側にある）に分けられます。例えば、エライジン酸は二重結合の部位の水素の位置がトランス型になっていて、こうした構造の脂肪酸を**トランス脂肪酸**と呼びます。

トランス脂肪酸を多く摂取すると、血中の**LDL－コレステロール**濃度が上昇します。このLDL－コレステロールは、そのままの状態では血中には溶けません。そのため、タンパク質と結合して血中に存在しています。このLDL－コレステロールの血中の濃度が高すぎると、血管壁に蓄積し始めます。すると血管が細くなり血栓ができ、動脈硬化を引き起こします。心臓に酸素を供給する冠動脈に蓄積すると、狭心症や心筋梗塞を引き起こします。[7-18]

さて、肥満・高血糖マウスの腸内マイクロバイオータから、肥満・高血糖を悪化させる可能性のある腸内細菌の一つとしてファーミキューテス門の *Fusimonas intestini*（FI）菌が同定されました。[7-19] そこで肥満・糖尿病患者と健常者のそれぞれ34人の糞便中に含まれる腸内マイクロバイオータを解析したところ、**FI菌を保菌している人の割合が肥満・糖尿病患者では、健常者の2倍ほど高かった**のです。

そこで、腸内に大腸菌のみ定着させたマウス（ノトバイオートマウス）の餌にＦＩ菌を添加して腸に定着させることで、ＦＩ菌の機能について解析が行われました。その結果、大腸菌のみ定着しているマウスと比較して、大腸菌とＦＩ菌が定着しているマウスでは、高脂肪食を与えた際に体重と脂肪量が増加するだけでなく、血中コレステロール濃度が上昇することがわかりました。一方、通常食では、体重や脂肪量に変化が見られませんでした。

この結果から、**ＦＩ菌が高脂肪食中に含まれる脂質を代謝して産生する腸内代謝物が、肥満の症状を悪化させる可能性**が考えられました。そこで大腸菌のみを定着させたマウスと大腸菌とＦＩ菌を定着させたマウスの糞便中に含まれる腸内代謝物を解析したところ、高脂肪食を与えたときのみ、大腸菌とＦＩ菌を定着させたマウスでトランス脂肪酸のエライジン酸が増加していました。つまり、ＦＩ菌は、高脂肪食中に存在する脂質を代謝してエライジン酸を作り出すことがわかったのです。

次に、大腸菌とＦＩ菌を腸に定着させたマウスの血中に含まれる脂肪酸を解析したところ、血中のエライジン酸の濃度は増加していませんでした。つまり、エライジン酸が体内に取り込まれることで、肥満の症状を悪化させていたわけではなかったのです。

そこで、エライジン酸は、体内に取り込まれずに腸管に何らかの影響を与えている可能性が考えられました。

大腸菌とＦＩ菌を定着させたマウスに蛍光標識された多糖類（デキストラン）を経口投与し、その血中濃度を測定することで、どれだけ腸管から吸収されたかが調べられました。その結果、大腸菌のみを定着させたマウスと比較して、大腸菌に加えてＦＩ菌を定着させたマウスでは、腸管バリア機能が低下していました。つまりリーキーガットの状態になっていたのです。

おさらいになりますが、腸管には、炎症反応を引き起こす物質や細菌などが血中に入り込まないためのしくみ「腸管バリア機能」が備わっています。このバリア機能が低下すると、腸から本来透過することはない未消化物や老廃物、微生物成分が生体内に漏れ出すようになります。このような状態を**リーキーガット**といい、これらの物質が血中に混入して炎症を引き起こすことを**リーキーガット症候群**と呼ぶのでした。

そこで、エライジン酸を肥満マウスに経口投与したところ、腸管バリア機能が低下しただけでなく、肥満や糖尿病の症状が悪化しました。これらの結果から、**ＦＩ菌が産生するエライジン酸は、腸管バリア機能を変調させ、肥満や糖尿病を悪化させる**ことが明らかになりました。[7-20]

なお、このエライジン酸は、マーガリンやショートニングといった食品にも含まれています。エライジン酸のようなトランス脂肪酸の摂取量が多いと心血管系の疾患リスクを高めることがわかっています。そこで世界保健機関（ＷＨＯ）では、トランス脂肪酸の摂取量を１日の摂取エネルギーの１％未満にすべきと勧告しています。日本人の大多数は、１％を大きく下回っていますが、脂質の多い食事をしている場合には、注意が必要です。

以上の研究結果から、腸内マイクロバイオータは、さまざまな腸内代謝物を産生しますが、その中には健康を害する、つまり肥満や炎症などを引き起こす脂肪酸を産生している場合があることが明らかになりました（図7―3）。

バランスの取れた食事は、腸内マイクロバイオータの組成の乱れ（ディスバイオシス）を防ぐだけでなく、エライジン酸のような健康を害する脂肪酸の産生やその産生細菌の増殖を防ぐことにもつながると考えられます。どのような食事内容（食事に含まれる成分）がどういった疾患の予防に効果があるのか、今後の研究が待たれます。

図7-3 腸内代謝物が悪影響を及ぼすこともある

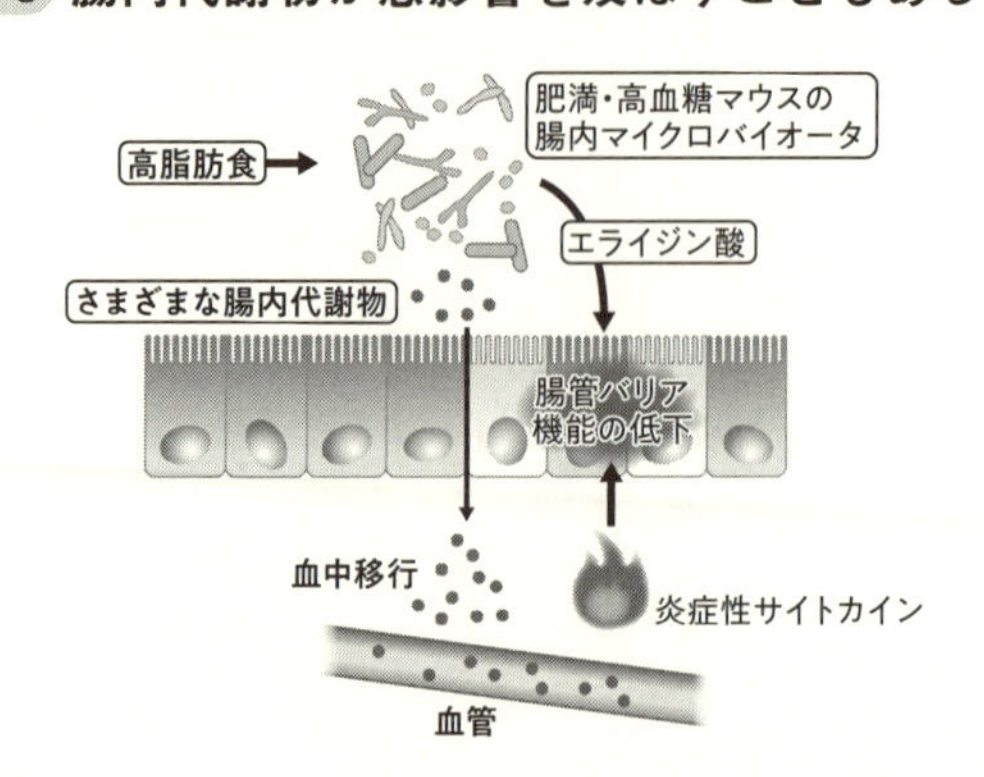

腸内マイクロバイオータが産生するエライジン酸などの脂肪酸が、炎症を起こし腸管バリア機能を低下させることで肥満につながることがある

Takeuchi T et al., *Cell Metabolism* 35, 361-375, 2023. をもとに作成

●希少糖が食欲を抑制するメカニズム

さて、これまでは脂肪酸と肥満とのかかわりを見てきました。ここからは、食事に含まれる栄養素のうち炭水化物（糖質）と食欲や肥満との関係について見ていきたいと思います。

食事に含まれるタンパク質、脂質、炭水化物（糖質）のことを**三大栄養素**と呼びます。このうち糖質は、体を動かすためのエネルギー源として必要不可欠な栄養素ですが、これまで見てきたように、糖質を過剰に摂取するとエネルギーとして消費されず、白色脂肪細胞に中性脂肪として蓄積し、肥満を引き起こします。そこで現在、**脂肪の蓄積を抑える物質として注目されているのが、太古から自然界に存在している希少糖**と呼ばれるものです。

希少糖とは、自然界に極微量存在する糖で、これまで50種類ほどが発見されています。例えば、虫歯の原因にならず、またカロリーもゼロということで甘味料として用いられているキシリトールやエリスリトールなども希少糖の一種です。

この希少糖の一つに、果糖（フルクトース）やブドウ糖（グルコース）と同等の甘味があるにもかかわらず、小腸で吸収されにくく、カロリーがほぼゼロの**D－プシコース**があります。[7-21, 7-22] この**D－プシコースには、ヒトの肥満症や糖尿病の症状を改善する作用がある**ことが報告されていました。しかし、どのような機構で作用するのかについてはあまり明らかになっていませんでし

た。[7-23]

そこで、Ｄ－プシコースをマウスに経口投与したところ、投与後30分から２時間で、腸内分泌細胞のＬ細胞から分泌されるＧＬＰ－１の血中濃度が上昇しました。さらに、マウスの摂食量と血糖値の上昇も抑えられることがわかりました。そこで、マウスの求心性迷走神経を切断し、Ｄ－プシコースを経口投与したところ、摂食量の抑制効果が失われたのです。これらのことから、**Ｄ－プシコースがＧＬＰ－１分泌を引き起こし、分泌されたＧＬＰ－１が求心性迷走神経を活性化し、その情報が延髄の孤束核へ伝達されることで、食欲が抑制される**ことが明らかになりました。[7-24]

別の研究ですが、Ｄ－プシコースの経口投与により、マウスの糞便中の短鎖脂肪酸の濃度が上昇しました。[7-25]

これらの研究結果を踏まえて考えると、Ｄ－プシコースが腸内マイクロバイオータの代謝によって産生される短鎖脂肪酸を増やすことにより、腸内分泌細胞のＬ細胞からのＧＬＰ－１分泌が促される可能性があります。そして、このＧＬＰ－１が求心性迷走神経に作用することで、食欲を抑えていると考えられます。

●人工甘味料で肥満になるわけ

では、同じ甘味を感じる物質でも、自然界には存在しない人工甘味料と肥満はどのような関係があるのでしょうか？　じつはそこにも腸内マイクロバイオータが関与している可能性が示されています。

以前から、スクラロース、サッカリン、アスパルテームなどの人工甘味料を含む飲料の摂取と高血圧や糖尿病、高中性脂肪血症などのメタボリックシンドロームとの間に高い相関関係があることが知られていました。[7-26]しかし、なぜ、人工甘味料を摂るとメタボリックシンドロームになりやすいのかについてはわかっていませんでした。

そこで、マウスを用いて次の実験が行われました。スクラロース、サッカリン、アスパルテームといった人工甘味料を含む飲料水を、それぞれマウスに11週間経口摂取させます。その後、マウスの血中のグルコース濃度（血糖値）を正常に保つ処理能力（**耐糖能**と呼ばれます）について解析されました。具体的には、マウスにグルコースを強制的に経口投与し、経口投与後、15分、30分、60分、90分、１２０分後の血糖値の変化を測定しました。この試験は経口糖負荷試験と呼ばれ、ヒトの場合、75gのグルコースを含む飲料水を飲んでもらう方法で行われます。

興味深いことに、人工甘味料を含む飲料水を11週間経口投与されたマウスでは、ただの水を与えられたマウスと比較して、血糖値を正常に保つ処理能力、つまり耐糖能に異常が見られました。とくに、人工甘味料の中でもサッカリンを与えられたマウスで顕著でした。

そこで、マウスにサッカリンを経口投与しながら、抗菌薬などを投与し、腸内マイクロバイオータを除去しました。除去後、このマウスに経口糖負荷試験を行ったところ、耐糖能異常が見られなくなったのです。つまり、人工甘味料は、マウスの糞便中に存在する腸内マイクロバイオータを介して耐糖能異常を起こしている可能性が示唆されました。

次に、サッカリンを経口投与されたマウスと健常なマウスの腸内マイクロバイオータの組成を比較したところ、バクテロイデス属とクロストリジウム属の細菌が増加し、ラクトバチルス属のロイテリ菌が減少していました。また、サッカリン以外の別の人工甘味料を含む飲料水を11週間経口投与されたマウスと健常なマウスの腸内マイクロバイオータの組成についても比較したところ、サッカリンのときとは違う菌の増減が見られました。具体的には、バクテロイデス ブルガタス菌が増加した一方、アッカーマンシア ムシニフィラ菌が減少していました。つまり、**人工甘味料を摂取することで、腸内マイクロバイオータの組成は大きく変化する**というわけです。

カロリーゼロの甘味料で血糖値が高くなる?

この研究には、まだ続きがあります。マウスで見られた耐糖能の異常が、ヒトでも実際に起こるのかを明らかにするために、381人に対して、2年間にわたる食物摂取頻度調査が行われました。それにより、人工甘味料をより多く摂取していたグループでは、摂取していないグループと比較して、体重の増加や血糖値（具体的にはHbA1c〈ヘモグロビン・エーワンシー〉の値）が高かったのです。これは、**人工甘味料を摂取することで、血糖値が高い状態が続いていた**ことを意味します。

次に、7人のボランティアに対して、1日の最大摂取許容量のサッカリンを1週間摂取してもらったあと、経口糖負荷試験を行いました。その結果、7人中4人で耐糖能に異常が見られたのです。さらに、耐糖能に異常が見られた4人の糞便を無菌マウスへ移植したところ、バクテロイデス属（バクテロイデス フラジリス）とラクトバチルス属（ワイセラ シバリア）の細菌が増加した一方、クロストリジウム属の細菌が減少し、耐糖能異常が起こったのです。[7-27]

さらに、ヒトでの影響を調べるために、手の込んだ実験が行われました。具体的には、過去に人工甘味料を摂取したことのない120人をランダムに20人ずつの6つのグループに分け、カロリーのない一般的な甘味料4種類（サッカリン、スクラロース、アスパルテーム、ステビア）のうちいずれか一つを2週間摂取してもらいました。比較対象として、これらの甘味料を摂取しないグループとグルコースを摂取したグループも設定しました。

その結果、アスパルテームやステビアを摂取したグループでは、耐糖能に異常は見られなかったのですが、一方でサッカリンとスクラロースを摂取したグループでは、耐糖能に異常が見られたのです。

次に、先に示した一般的な甘味料4種類を摂取したグループと摂取していないグループとの間での口腔内と腸内マイクロバイオータの組成が比較されました。その結果、摂取した各グループ20人中4人において、口腔内と腸内マイクロバイオータの組成と腸内代謝物が大きく変化しました。一方、摂取した各グループ20人中3人では、ほとんど変化が見られませんでした。

そこで、無菌マウスに、スクラロースを2週間摂取したヒト由来の糞便に含まれる腸内マイクロバイオータを移植しました。すると、スクラロースを摂取したヒト由来の腸内マイクロバイオータを移植されたマウスでは、耐糖能が低下する傾向が見られたのです。これらの結果から、**サッカリンとスクラロースの摂取は、腸内マイクロバイオータの組成を変化させ、その結果、腸内代謝物の組成も変化させることで、耐糖能の異常を引き起こす**ことがわかりました。[7-28]

この研究には、まだ明らかにしなければならない点もいくつかあります。まず、本研究では、過去に人工甘味料を摂取したことがない人を対象にしたので、日常的に人工甘味料を摂取している人で、同じように耐糖能の異常が見られるのかどうかは不明です。また、今回観察された甘味料に対する反応の個人差は、遺伝的な要因なのか、環境的な要因なのかについても不明です。さらに、今回は甘味料を2週間摂取した研究でしたが、この影響がどれくらいの期間続くのかについてもまだわかっていません。ただいえることは、摂取カロリーを下げるために人工甘味料を多く摂取することはお勧めできそうにないということです。

第7章のまとめ

・腸内マイクロバイオータが作り出す短鎖脂肪酸を受容する受容体(GPR41やGPR43)やにおい物質を受容する受容体(Olfr78)が、腸内分泌L細胞や交感神経、そして脂肪組織の細胞膜上に存在する。食事由来の短鎖脂肪酸をこれらが受容して、脂肪組織へのエネルギーの蓄積を抑え、食欲を抑える作用があることがマウスで明らかになった。

・腸内マイクロバイオータが長鎖脂肪酸から作り出す腸内代謝物の一つであるHYAは、腸内分泌細胞に存在する長鎖脂肪酸を受容する受容体(GPR40やGPR120)を活性化する。その結果、マウスにおいて食欲を抑え、肥満を抑える。

・食生活の乱れによって、腸内マイクロバイオータの中に肥満や炎症を引き起こすトランス脂肪酸を産生する細菌が増える場合がある。バランスの取れた食事は、腸内マイクロバイオータのディスバイオシスを防ぎ、トランス脂肪酸を産生する細菌の増殖を防ぐことにつながる。

・マウスにおいて、人工甘味料の摂取により、腸内マイクロバイオータの組成が大きく変化し、腸内代謝物も変化することで、血中のブドウ糖(グルコース)濃度を正常に保つ能力(耐糖能)に異常を引き起こすことがわかった。

第 3 部

腸のブラックボックスを解き明かす

かつてブラックボックスだった脳腸相関のしくみは、次第に解明されてきています。第３部で紹介するのは、腸と脳との〝ホットライン〟ともいえる情報伝達や、腸と全身の臓器とのつながりです。そして最後に、私たちが健康でいるにはどうすればよいか考えていきましょう。

第8章 腸の中では何が起きているのか？

私たちは毎日さまざまな食材を口にします。その食材の中には、炭水化物（糖質）、脂質、タンパク質といった三大栄養素に加え、微量元素やビタミン、さらには食物繊維など多様な種類の物質が含まれています。第2部で見てきたように、腸内マイクロバイオータは、これらを栄養源として利用し、さまざまな**腸内代謝物**を産生します。これまで見てきたように、この腸内代謝物が腸の機能を調節するカギとなっています。

第1章で見たように、脳腸相関は「脳から腸」と「腸から脳」という双方向の情報伝達があるわけですが、そのしくみがブラックボックスと呼ばれていたのは、とくに「腸から脳」への情報伝達がよくわかっていなかったからでした。それが近年になって、腸内マイクロバイオータが産生する腸内代謝物を腸がどうやって感知し、情報として伝えているかが次第に明らかになってきたのです。本章では、これまでの話題を交えながら、そのしくみを掘り下げていきましょう。

腸は最大の内分泌器官

私たちヒトの消化管は、口から肛門まで、ちくわのように、ひとつづきの管が体の真ん中を貫通しています。摂取した食べ物は、食道を通って、胃、十二指腸、小腸、大腸と運ばれ消化されます。体に必要な栄養素や水分は、小腸の微絨毛や大腸の上皮細胞で吸収され、吸収されなかった物質は、老廃物と一緒に肛門から排泄されます。

私たちの消化管の内側、つまり食物が通る管の部分は、体内を貫通しているので、体内のように感じられるかもしれません。しかし、実際は「体外」です（**図8―1**）。そして、消化管の表面を覆う上皮細胞は、私たちの皮膚と同様に、「体内と体外とを隔てる」という重要な役割を担っているのです。

さらに、腸の細胞の重要な役割は、消化管内に存在している腸内マイクロバイオータが産生した腸内代謝物や、食物に含まれる化学物質を感知することです。そのしくみを改めて見ていきましょう。

腸内にある物質を感知して、その情報を腸から脳へ求心性迷走神経を介して伝達する重要な機能を担っているのが、消化管ホルモンを分泌する**腸内分泌細胞**です。消化管の表面を覆う上皮細胞のうち、約1%を占めているのがこの腸内分泌細胞だと考えられています。消化管の中でも小腸は体内で一番長い臓器で、6~7メートルもあります。これほどの長さがあると、たとえ消化管を構成する細胞の約1%だとしても、腸内分泌細胞の数は莫大になります。ホルモン分泌をする器官は甲状腺や下垂体などさまざまありますが（図1—7参照）、その中でも**腸は、体内で最大のホルモンを分泌する内分泌腺**と捉えることもできます。[8-1]

この腸内分泌細胞は、その形や産生するホルモンの特徴から、少なくとも12種類以上に分類されています。[8-2] その中には、開放型と閉鎖型と呼ばれる腸内分泌細胞があります。開放型は、消化管の**管腔側**（消化された食物が輸送されてくる側）に**微絨毛**（びじゅうもう）を持ち、反

図8-1 消化管の内側は体の外

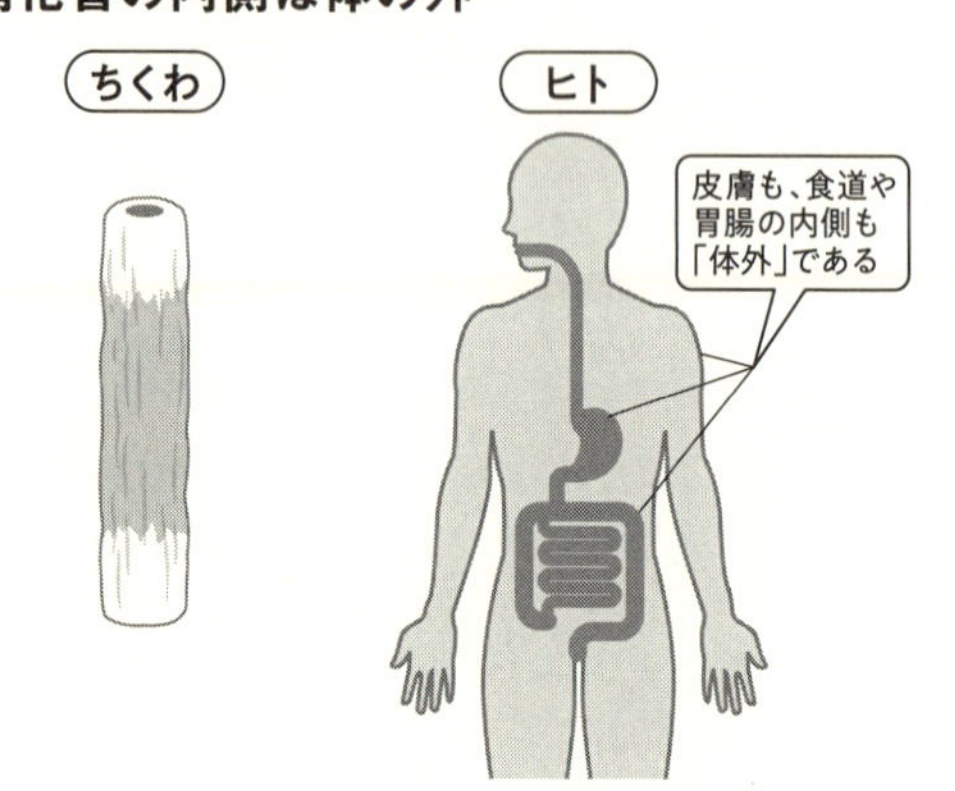

対側（**基底膜側**（きていまく）といいます）では毛細血管や神経などに接する腸内分泌細胞です。一方、閉鎖型は、基底膜側だけに接して微絨毛を持たない腸内分泌細胞です（**図8―2**）。

腸の中で味を感じている？

開放型の腸内分泌細胞には、じつは**味覚受容体**が発現しています。この受容体が、腸内の物質を感知するはたらきを担っているのです。

てんぷらや寿司、ステーキを食べているときのことを想像してみてください。きっと、旨味や塩味などのバランスのよい美味しい味が思い出されるのではないでしょうか。レモンや梅干しは酸っぱいし、コーヒーを飲めば苦さを感じます。こうした食物の味を感じるために、私たちの舌には**味蕾**（みらい）と呼ばれる部分に**味細胞**（みさいぼう）が存在しています。この味細胞には、5つの味、つま

図8-2 消化管の構造

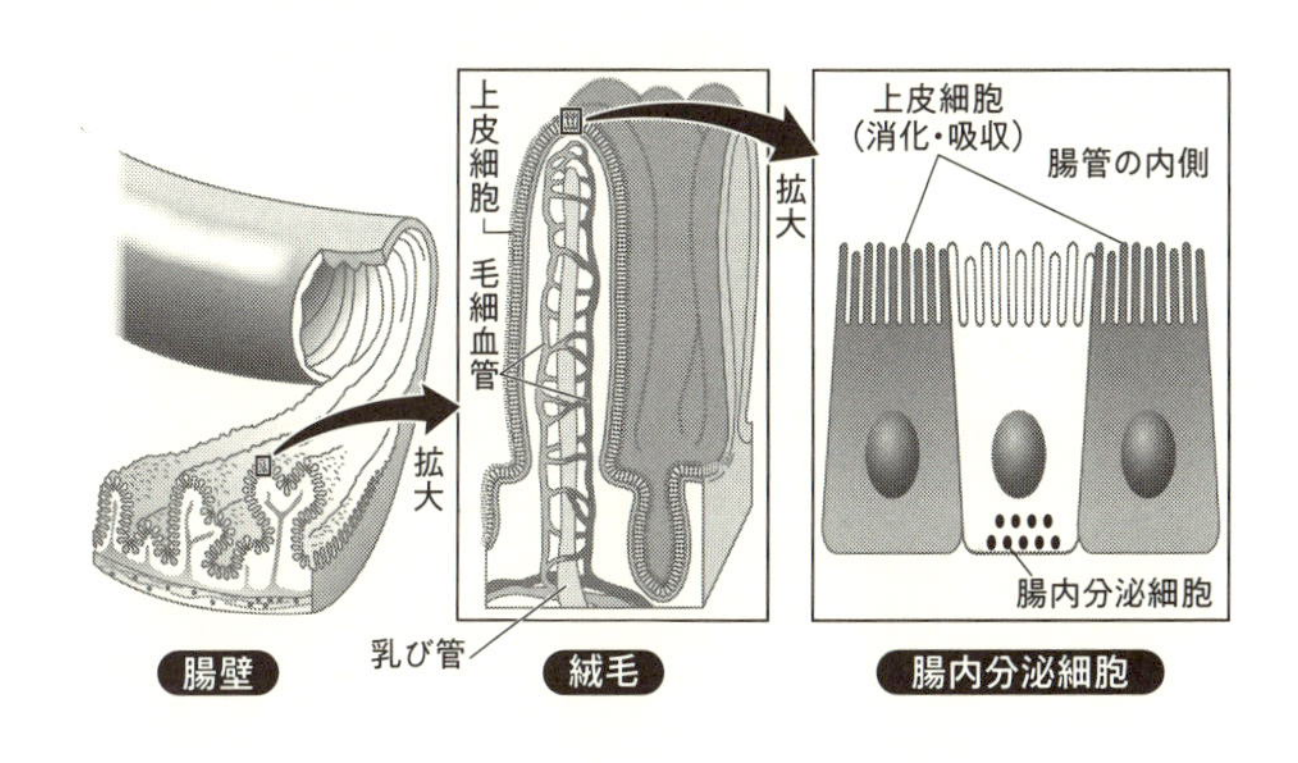

り甘味（ショ糖、果糖、ブドウ糖〈グルコース〉など）、苦味（カフェインなど）、酸味（酢酸、クエン酸、乳酸など）、塩味（食塩）、旨味（グルタミン酸やイノシン酸など）を感知するための**味覚受容体**が発現しています。

味細胞がこれら5つの味を生み出す化学物質を受容すると、その化学物質の量に呼応して神経伝達物質を分泌します。味細胞は、味覚に関与する求心性神経線維（顔面神経や舌咽神経）と直接結合しています（このことを**シナプス結合**といいます）。味細胞が分泌した神経伝達物質は、すぐさま顔面神経や舌咽神経を興奮させ、これら神経を介して味覚情報が延髄の**孤束核**へと伝達され、その後、視床を経て大脳の味覚野に到達し、味覚として認知されます（**図8―3**）。

開放型の腸内分泌細胞にもこの味覚受容体が発

図8-3 舌で味を感じるしくみ

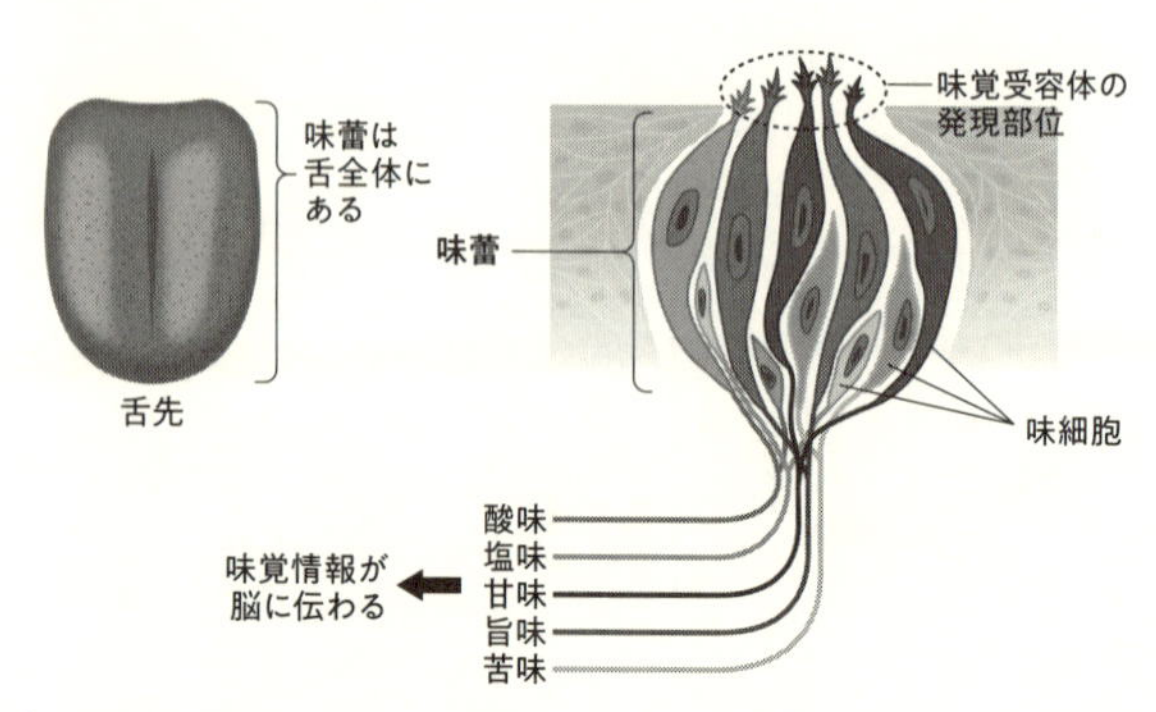

舌にある味蕾には味細胞が集まっている。味細胞には5つの味を感じる味覚受容体がそれぞれ発現していて、そこで受容した情報が脳に伝達される

現しているのなら、舌のように腸でも味を感じているのかもしれませんが、はたらきが異なります。具体的には、**図8—4**に示したように、腸内分泌細胞のL細胞には、甘味や苦味を感知する味覚受容体などが発現しています。L細胞はこれらの受容体によって、管腔内に存在する甘味成分であるグルコースや苦味物質を感知し、食欲を抑制する作用のある**グルカゴン様ペプチドー1（GLP－1）**を分泌します。[8—3]

食べると徐々に食欲が落ち着くメカニズム

筆者の研究室では、腸内のL細胞には、味覚受容体以外にもさまざまな受容体が発現していることを見出しています。例え

図8-4 腸内分泌細胞の存在場所とその機能

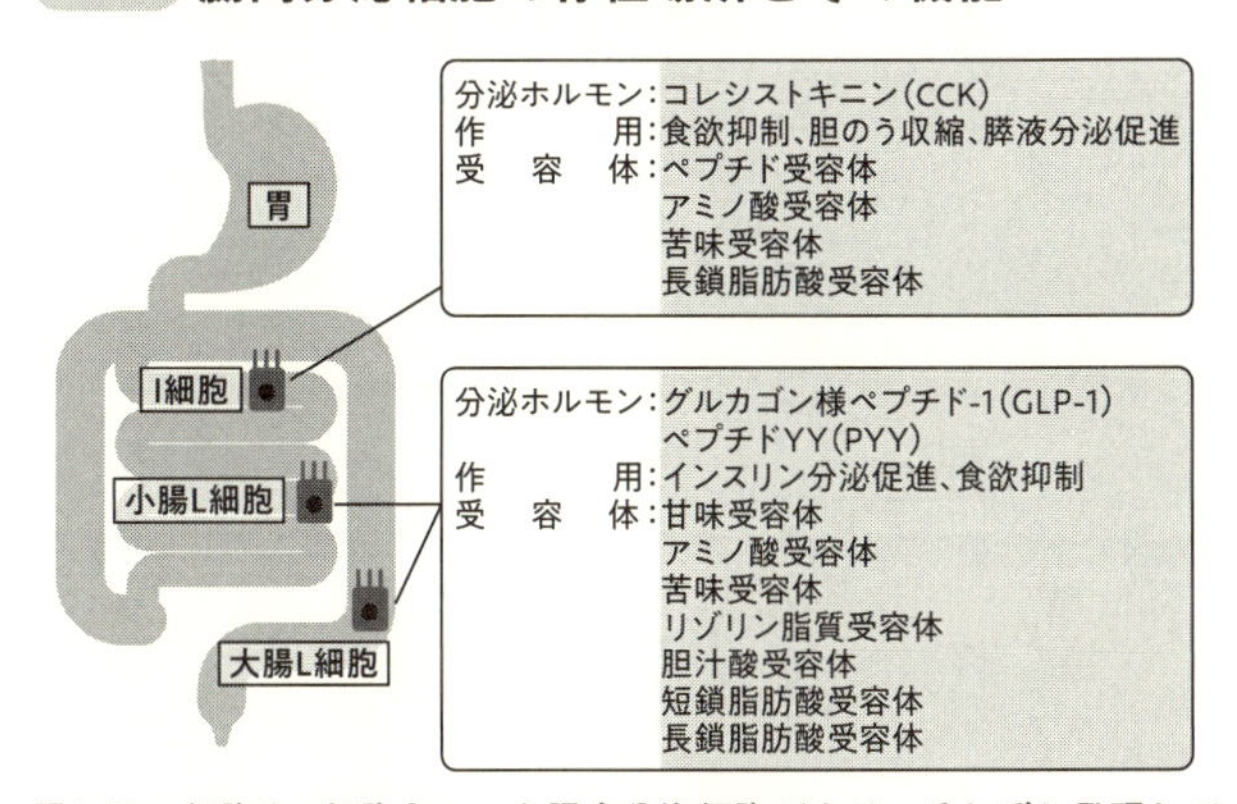

腸にはL細胞やI細胞といった腸内分泌細胞があり、それぞれ発現している受容体や分泌するホルモン、機能が異なる

『もっとよくわかる！食と栄養のサイエンス』（佐々木努：編／羊土社、2021年）内、岩﨑有作「内臓感覚神経による摂食調節」を参考に作成

ば、腸内マイクロバイオータが産生するリゾリン脂質を感知する受容体、塩基性アミノ酸（L－オルニチン）を感知する受容体、L－フェニルアラニンを受容する受容体などがその一例です。

つまりL細胞は、味覚受容体やさまざまな化学受容体を用いて管腔内の物質を感知し、GLP－1を分泌しているのです[8-4~8-7]。食事を摂ると、徐々に食欲が抑えられて落ち着くのは、このGLP－1のおかげではないかと考えられています。

第2部で取り上げた短鎖や長鎖脂肪酸を感知する脂肪酸受容体や、胆汁が腸内マイクロバイオータによって代謝されてできる**胆汁酸**を感知する胆汁酸受容体も、L細胞に発現し、脂肪酸や胆汁酸を感知するとGLP－1を分泌します（**図8－4**）。開放型腸内分泌細胞は、管腔内に発現しているさまざまな受容体を介して、管腔内の情報を感知しているのです。そのため、**腸内分泌細胞は、管腔内の化学物質の情報を感知するセンサー細胞**といえます。

私たちの腸の管腔内の環境は、食事の摂取などにより時々刻々と変化し続けているため、管腔内の情報を常に監視していなければなりません。腸内分泌細胞から分泌されたGLP－1などの消化管ホルモンは、毛細血管から取り込まれ、血流を介して全身へと運ばれて作用します。

しかし、GLP－1などの一部の消化管ホルモンは、血中に存在する分解酵素によって数分程度で分解されてしまいます。また、ホルモンの作用は、ホルモンが全身を巡って標的細胞に到達する必要があるため、効果が現れるまでに数分ほど必要です。これでは、管腔内の情報を素早く脳へ伝達できません。

　そこで、腸内分泌細胞の近くには、求心性迷走神経や臓器の感覚を脳に伝える感覚神経（求心性脊髄神経）、そして腸管の運動などを調節する腸管神経が存在し、これらの神経線維に対して消化管ホルモンを分泌することで脳へ情報を伝達しています[8-8, 8-9]（図8―5）。

　ただ、腸内分泌細胞と求心性迷走神経や求心性脊髄神経とは、密着しているわけではなく、少し離れているため、消化管ホルモンがこれらの神経線維に作用して脳に情報を伝達するまでには、若干タイムラグが生じます。

図8-5 腸内分泌細胞はどうやって情報を脳に伝えているか

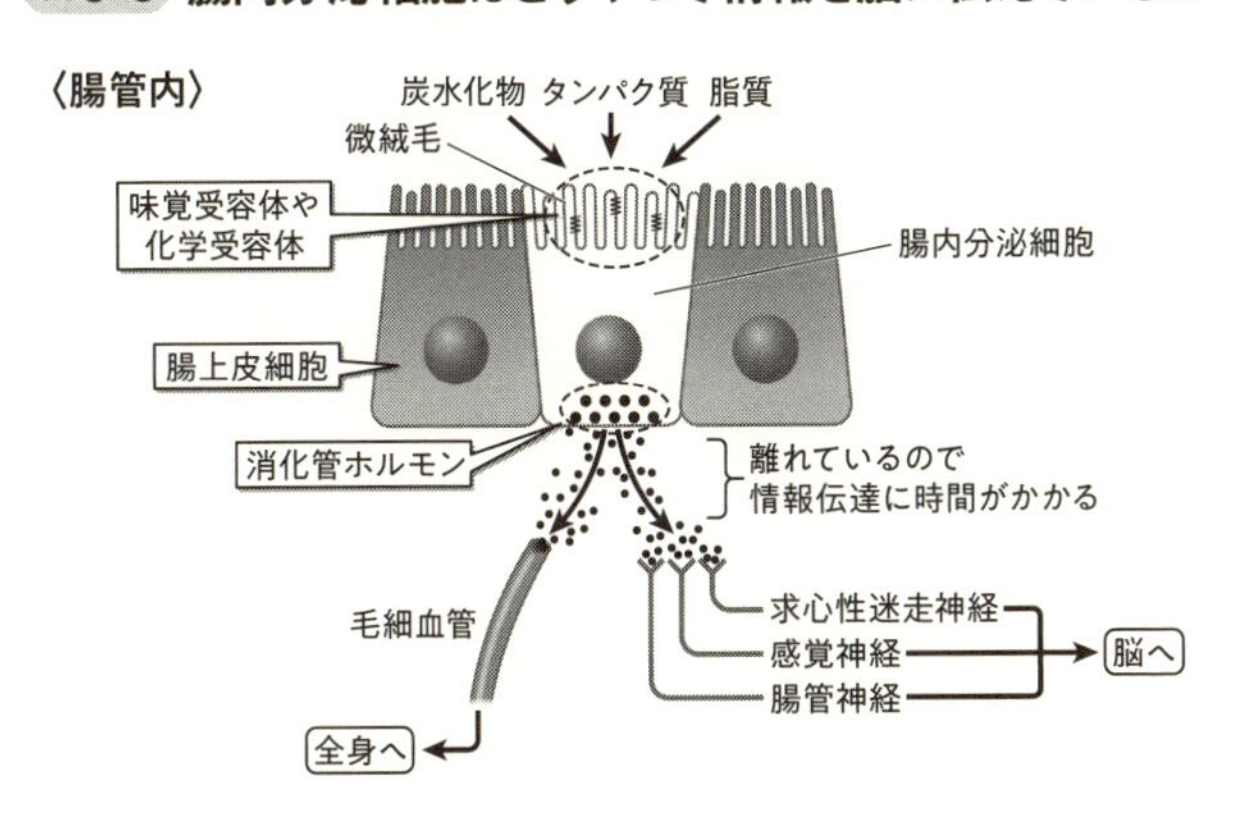

腸内分泌細胞にある受容体が腸内のタンパク質などの物質を受容すると、消化管ホルモンを分泌して腸管腔内の情報を脳に伝える

参考文献8-4から8-9をもとに作成

科学者たちが驚いた「意外なつながり」

先ほどお話ししたように、味覚受容体を発現している舌の味細胞は、顔面神経や舌咽神経とシナプス結合をしています。口腔内の化学物質を感知した味細胞は、その感知した化学物質の量に応じて神経伝達物質を分泌し、味覚情報を脳へ素早く（数ミリ秒単位で）伝達します。例えば、腐った食べ物は、酸っぱかったり苦かったりと、普段とは味が異なります。この異常を素早く脳へ伝えることで、口からすぐ吐き出すことを可能にしています。

では、腸内代謝物や食事に含まれる物質が私たちの体にとって毒であった場合、その情報は舌と同様に素早く脳へ伝達し、体外へ吐き出す、つまり下痢として出したほうがよいと考えられます。逆に、私たちの体にとって重要な栄養であるブドウ糖（グルコース）やアミノ酸であった場合、その情報も舌と同様に素早く脳へ伝達し、さらに摂取するように行動したほうがよいでしょう。こうして考えると、腸内分泌細胞は、舌にある味細胞と同様に求心性迷走神経と直接シナプス結合をして、脳へ情報伝達を行っている可能性はないのでしょうか？

この可能性を検証する研究が行われました。十二指腸に存在する腸内分泌細胞（**I**(アイ)**細胞**）は、消化を助けるはたらきをするコレシストキニン（CCK）と呼ばれる消化管ホルモンを分泌します。先ほどもお話ししたように、ホルモンは血中に分泌され、血流を介して全身の細胞に作用するので、ホルモンを用いた情報伝達はシナプス結合を介した情報伝達よりも遅く、数秒から数分の時間が必要です。腸内分泌細胞のI細胞は、ホルモンであるコレシストキニンを分泌するため、迷走神経とシナプス結合しているとはこれまで一切考えられていませんでした。

しかし、研究の結果、このI細胞の一部は、自身の細胞質をニューロンで見られる軸索のように細長く伸ばして、求心性および遠心性迷走神経と直接シナプス結合をしていたのです（**図8―6**）。この発見は、研究者たちを驚かせました。

シナプス結合は、ニューロン同士、ニューロンと筋細胞との間、舌の味細胞とニューロンとの間などでしか見られま

図8-6 ニューロポッド細胞は迷走神経と直接シナプス結合をしている

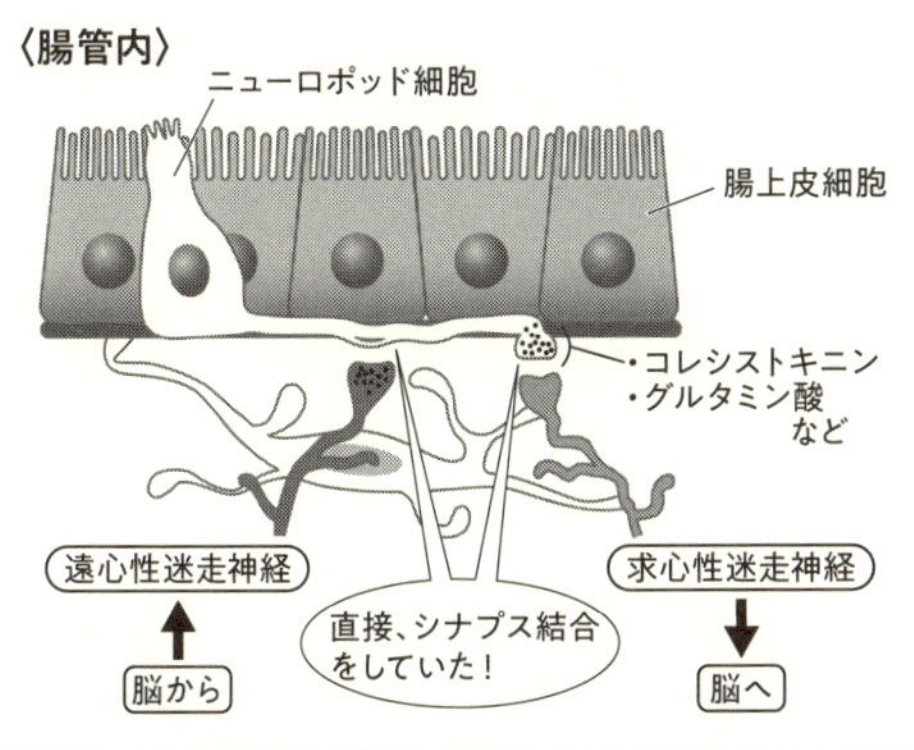

求心性迷走神経、遠心性迷走神経と直接シナプス結合をしている腸内分泌細胞がみつかり、このしくみによって高速の情報伝達が行われていた。この腸内分泌細胞をニューロポッド細胞という

参考文献8-10および8-11をもとに作成

せん。なぜなら、これらの間での情報伝達は、記憶したり、体を動かしたり、味を感じたりといった、私たちが生きていくのに非常に重要な機能を担うため、高速（数ミリ秒以内）に行われる必要があるからです。I細胞もニューロンと直接シナプス結合をしているということは、何か重要な役割を担っていると考えられます。

なお、I細胞のような腸内分泌細胞は、ニューロン（neuron）のように細長く伸びてシナプス結合していることから「**Neuropod細胞**（**ニューロポッド細胞**）」と名付けられました。[8-10, 8-11]

腸と脳のホットラインがあった！

話はこれで終わりではありません。通常ホルモンを分泌する内分泌細胞は、原則として一つの細胞から1種類のホルモンしか分泌しません。一方で、このニューロポッド細胞は、コレシストキニンといった消化管ホルモン以外に、通常はニューロンでしか分泌されない神経伝達物質である**グルタミン酸**も分泌していたのです。そしてニューロポッド細胞には、ショ糖（スクロース）やグルコースを細胞内へ取り込むと、グルタミン酸とコレシストキニンを分泌するはたらきがあることがわかりました。つまり、**ニューロポッド細胞は、一つの細胞から、ホルモンと神経伝達物質を同時に分泌し、腸管腔内でスクロースやグルコースを摂取した情報を脳へ伝達するための特殊な細胞**だったのです。

マウスにグルコースを経口投与すると、求心性迷走神経が2つの異なる反応を示しました。一つ目は、グルコースの経口投与後、数ミリ秒以内に求心性迷走神経が興奮するものでした。もう一つの反応は、経口投与後、求心性迷走神経が分単位で持続的に興奮し続けるものでした。その後の解析から、前者のようなグルコースの経口投与数ミリ秒以内に起こる素早い反応は、ニューロポッド細胞が分泌するグルタミン酸によって起こり、後者の遅くて持続的な反応は、コレシストキニンによって起こることがわかったのです。

この実験結果は、マウスを用いたものであるため、私たちヒトにも同様のしくみがあるのかどうかは、解析を行わなければなりません。仮にヒトにも存在する場合、**私たちが「何を食べたのか」という腸管腔内の情報は、瞬時に脳に伝達されていて、その素早い情報伝達によって、私たちはどれくらいのエネルギーを体内に補給できたのかを評価し、その結果から「これから何を食べてエネルギーを補給するべきか」を無意識に判断している可能性**が考えられます。つまり、**腸内分泌細胞は脳との直通電話（ホットライン）を持っていた**のです。

ただ、ここでいくつか疑問が湧いてきます。腸管の細胞の寿命は、約2日といわれ非常に短いことで知られています。そのため、求心性迷走神経とシナプス結合という直通電話を持っているにもかかわらず、約2日おきに常に新しいニューロポッド細胞に入れ替わるとしたら、なぜ脳へ正しく情報が伝えられているのでしょうか？　新しいニューロポッド細胞は、どのようにしてシナプス結合すべき求心性迷走神経を見つけ出すことができるのでしょうか？　もしニューロポッド細胞と求心性迷走神経とのシナプス結合の形成に異常が起こると、どのような症状が起こるのでしょうか？　これらの疑問を解決するためにも、今後の研究の進展が期待されます。

同じ甘さでも、人工甘味料より砂糖が好まれる

ニューロポッド細胞は、なぜ腸管腔内の情報をシナプス結合している求心性迷走神経を介して脳に伝えているのでしょうか？

私たちヒトは、砂糖（スクロースが主成分）や人工甘味料（スクラロース）を口にすると甘いと感じます。同じ甘味にもかかわらず、ヒトやマウスなどでは、スクラロースよりもカロリーのあるスクロースを好んで摂取します。それはなぜでしょうか？

舌の味細胞に存在する味覚受容体がひょっとすると、カロリーのあるスクロースを好んで摂取することに重要な役割をしているのではないかと考えられました。そこで、遺伝子操作をして味覚受容体を持たないマウスが作られ、次のような実験が行われました。

スクロースが溶けている水、スクラロースが溶けている水、そしてただの水を、味覚受容体を持たないマウスに与えました。すると、味覚受容体を持たないにもかかわらず、マウスはスクロースが溶けている水を好んで摂取したのです。[8–12] しかし、マウスの舌の味細胞には味覚受容体が

ないのになぜスクロースと人工甘味料のスクラロースを区別できるのかについては、不明でした。ただし、マウスでもヒトでも甘味受容体は、味細胞だけでなく腸内分泌細胞にも発現していることがわかっています。ひょっとすると、この腸内分泌細胞に発現している味覚受容体が、スクロースとスクラロースを区別しているのではないか？　という可能性が考えられました。

私たちヒトの場合で考えると、スクロースの入った清涼飲料水と人工甘味料のスクラロースの入った清涼飲料水は、両方とも甘く、舌でその違いを明確に区別することは簡単ではありません。けれども、腸内分泌細胞ではその違いを区別することができ、その情報を脳へ伝達しているのではないかと考えられるのです。

そのことを確認するために、マウスの腸内分泌細胞（Ｉ細胞）にスクロースやスクラロースを投与したところ、求心性迷走神経が活性化しました。

スクロースは、腸内でグルコースとフルクトース（果糖）に分解されます。グルコースは、１型ナトリウム依存性グルコース輸送体（ＳＧＬＴ－１）と呼ばれるトランスポーターを介してニューロポッド細胞に取り込まれ、細胞の興奮を引き起こし、グルタミン酸の分泌を引き起こします。一方、スクラロースは、甘味受容体を介してニューロポッド細胞を興奮させ、ＡＴＰ（アデノシン三リン酸）の分泌を引き起こすことがわかりました。

ＡＴＰは、私たちの体内のあらゆる細胞で使用されるエネルギー分子として知られていますが、じつは、重要な生体情報を細胞から細胞へと伝達する伝達物質としての役割もあります。例えば、筋肉の収縮と弛緩の調節や、ニューロンから筋肉への情報の伝達にATPが用いられています。味や音などの感覚や痛みなどもATPによって情報が伝達されています。

つまり、ニューロポッド細胞は、グルタミン酸だけでなくATPも神経伝達物質として用いていて、スクラロースなどの人工甘味料の情報を腸内で区別して脳へと伝達していたのです。[8–13] このように**ニューロポッド細胞は、コレシストキニンやグルタミン酸だけでなく、ATPも分泌する多彩な機能を持つ細胞**なのです。

この研究結果は、マウスを用いたものであるため、ヒトでもこのしくみが当てはまるのかを確認するには、今後さらなる研究が必要です。

ただ、想像をたくましくすると、以下のような可能性が考えられます。私たちヒトは砂糖と人工甘味料の味を舌の味細胞では区別できません。しかし、腸のニューロポッド細胞では、グルコースを感じた場合はグルタミン酸、スクラロースを感じた場合はATP、と分泌する神経伝達物質を変えて、その情報を区別して脳へ伝達します。その結果、脳は無意識に砂糖と人工甘味料を区別することができていると考えることができます。ただ、なぜこのようなしくみが存在するのか、また、なぜグルコースには反応するのに果物に含まれるフルクトースには反応しないのか、といった疑問もまだ残っています。

私たちが糖や脂肪を欲するわけ

　私たちは、糖であるグルコースだけでなく、脂質を含む食べ物を食べても美味しいと感じます。というのも、ヒトだけでなくさまざまな動物にとって糖と脂質は、エネルギーを豊富に含む必須の栄養素であるためです。糖と脂質を好んで摂取することを確かめるために、次のような実験が行われました。

　マウスに、脂質として大豆油の含まれる溶液（甘さはない）と人工甘味料が含まれる溶液（甘さはあるが糖と脂質は含まない）を自由に飲める状態にして与えます。すると、実験開始初日は、マウスは甘い人工甘味料液を選択しますが、その後は甘さのない大豆油を選択するようになります。この大豆油を選択する際に、舌の味覚情報や消化管からの情報が伝えられる延髄の孤束核のニューロンが活性化することがわかりました。

　ニューロポッド細胞には、甘味受容体だけでなく、大豆油のような脂質を感じるための脂肪酸受容体も発現していました。これは、ニューロポッド細胞が脂質の情報を感知し、その情報をシナプス結合している求心性迷走神経を介して延髄の孤束核へ伝達しているためではないかと考えられました。そこで、求心性迷走神経を手術によって切断すると、予想どおりマウスは大豆油を選ばなくなったのです。

ニューロポッド細胞は、脂質だけでなく、糖（グルコースやスクロース）やタンパク質（アミノ酸）にも反応します。そこで、それぞれの物質を投与したときの延髄の孤束核の反応が解析されました。その結果、甘味を感じる細胞は、脂質にもアミノ酸にも、つまり三大栄養素すべてに反応しました。一方で、脂質にだけ反応する細胞も存在することがわかりました。つまり、**腸は脳へ、三大栄養素をまとめた情報と脂肪だけの情報を分けて伝達していた**のです。[8-14]

これらの研究結果から、マウスだけでなく私たちヒトも、**糖分や脂肪分を含む食品を生まれながらに欲するのは、腸が脳と直結して、脳にとって最も即効性のあるエネルギー源である糖分や体内に貯蔵できるエネルギー源である脂肪が補給されている様子を常にモニターしているから**だともいえます。腸は、私たちが思った以上に、無意識で物をいう臓器なのかもしれません。つまり、腸の中にはあなた自身がいるようなものなのです。

第8章のまとめ

・消化管には、消化管ホルモンを産生して分泌する腸内分泌細胞がある。消化管を構成している細胞のうち、約１％がこの腸内分泌細胞である。消化管は体内で最大のホルモンを分泌する内分泌腺といえる。

・腸内分泌細胞には、味覚受容体やアミノ酸受容体、脂肪酸受容体や胆汁酸受容体といったさまざまな受容体が発現していて、腸管腔内のこれらの物質を受容して消化管ホルモンを分泌する。
・腸内分泌細胞の一部は、ニューロンで見られるように、求心性および遠心性迷走神経と直接シナプス結合をしているものがある。このような腸内分泌細胞のことをニューロポッド細胞と呼ぶ。
・一部のニューロポッド細胞は、腸管腔内のグルコースを受容するとグルタミン酸を、人工甘味料スクラロースを受容するとATPを求心性迷走神経に分泌するものがある。分泌する神経伝達物質を変えることで、それぞれの情報を脳へ瞬時に伝達するホットラインとなっている。
・一部のニューロポッド細胞は、脂質だけでなく糖質（グルコースやスクロース）やタンパク質（アミノ酸）といった三大栄養素すべてに対して反応するものがある。糖質や脂質を多く含む食品をマウスが生まれながらに欲するのは、ニューロポッド細胞と求心性迷走神経が直結して、腸から脳へ摂取した食べ物の情報を瞬時に伝達し常にモニターしているためだと考えられる。同様なしくみがヒトにも存在するのか明らかになっていないため、今後の研究が待たれる。

第9章 腸からさまざまな臓器へ

これまで見てきたように、腸から脳への情報伝達には、現在までに次の5つの経路があると考えられています。

①腸内マイクロバイオータが産生する腸内代謝物が、血液脳関門を透過して、直接、中枢神経系（脳）に作用する経路
②腸内代謝物が求心性迷走神経に作用して、その情報が中枢神経系まで伝わる経路
③腸内代謝物が腸内分泌細胞に作用して、消化管ホルモンの分泌を促し、そのホルモンが視床下部の弓状核や延髄の孤束核などに作用する経路（ちなみにこの場合、視床下部の血液脳関

門は他の脳部位とは異なるため、分子量の大きいペプチドホルモンも透過できる）
④腸内代謝物が腸内分泌細胞に作用して、消化管ホルモンの分泌を促し、腸管に接続している求心性迷走神経に作用して、中枢神経系に作用する経路
⑤腸内代謝物が腸内分泌細胞の中でもニューロポッド細胞に作用して、神経伝達物質の分泌を促し、シナプス結合している求心性迷走神経に作用して、中枢神経系に素早く情報伝達する経路

これらを**図9―1**にまとめました。このように腸から脳へさまざまな経路を介して情報が伝達されているのであれば、腸から脳以外の臓器にも情報が伝達される経路が存在しても不思議ではありません。実際に、これまでに肺や肝臓など、意外な臓器とのつながりが見えてきているのです。本章では、その最新研究を紹

図9-1 腸から脳への５つの情報伝達経路

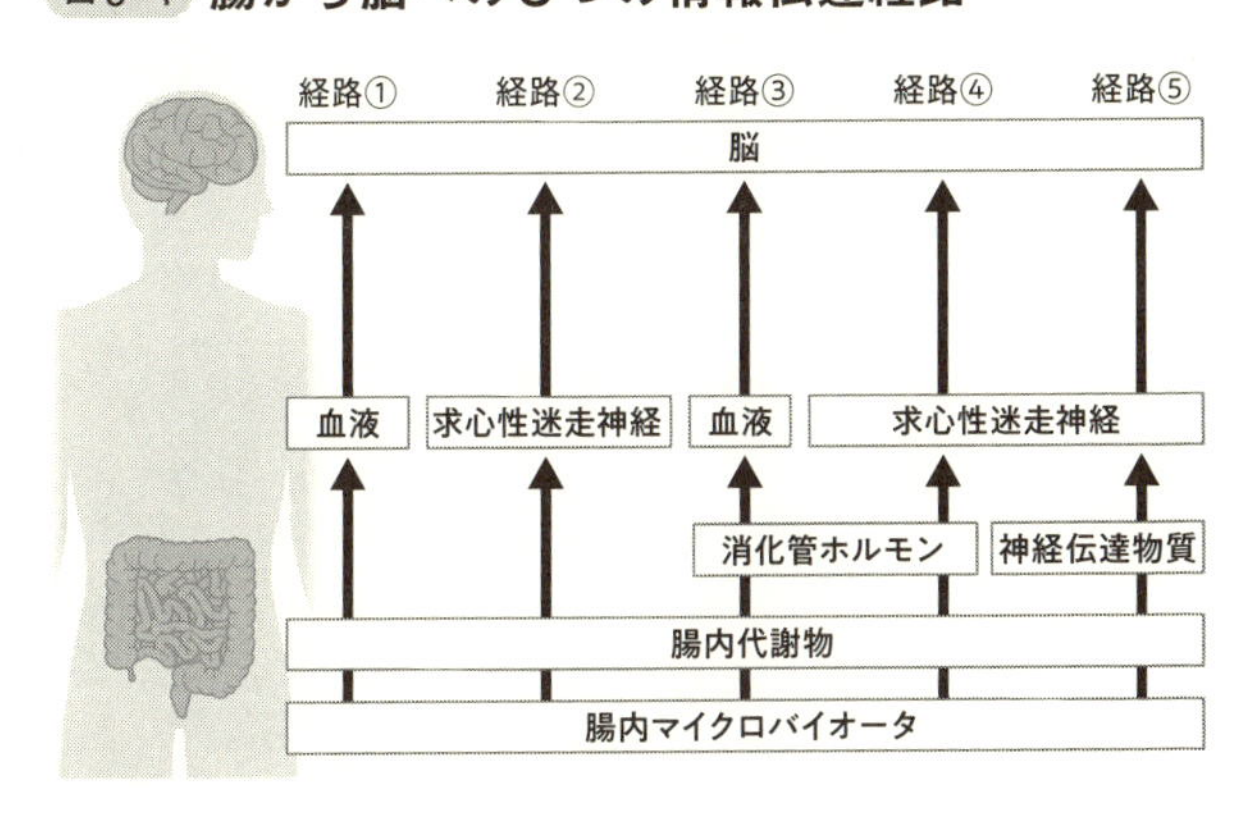

介していきます。

肺でも味を感じる？

まず、肺についての最新の研究成果を紹介しましょう。じつは、肺の細胞でも腸内分泌細胞と同様に〝味を感じる〟ことが明らかになってきました。どういうことでしょうか？

ヒトは、1日に約1万リットル以上もの空気を吸い込んでいます。その空気の中には、無数のウイルスや細菌、そして真菌などの病原体が含まれています。にもかかわらず、私たちは年がら年中感染症に罹っているわけではなく、多くても年に数回くらいの感染で済んでいます。

その理由には、味覚受容体が関係しています。じつは、肺や鼻などの私たちの気道の表面を覆っている**線毛上皮細胞**(せんもう)には、舌の味細胞や腸内分泌細胞と同じように、味覚受容体が発現しているのです。味覚受容体の中でも苦味受容体が発現していて、感染予防に重要な作用をしていることが明らかになりました。

苦味受容体は、キンカンに似たオレンジ色の実をつけるマチンという植物の種子に含まれるストリキニーネ（猛毒で多量に摂取すると痙攣(けいれん)を起こして死に至る）やタバコに含まれるニコチンなど、植物由来の毒物を受容します。そのため私たちヒトは、これらの毒物を苦いと感じ、口から吐き出します。苦味受容体は、現在までに25種類あることがわかっていますが、動物の生存に必要不可欠な受容体なので、これほど数が多いのではないかと考えられています。

肺には、粘液を分泌する粘液分泌細胞と線毛上皮細胞が存在します。肺に吸い込まれたウイルスや細菌などの病原体は、線毛上皮細胞を覆っている粘液に捕らえられます。この線毛上皮細胞は、1秒間に8〜15回ほどの速さで同期した運動（この運動を**線毛運動**と呼びます）をし、病原体を喉の方向へと移動させます。最終的に病原体は、飲み込まれるか体外へ痰として吐き出されます。

例えば、病原体となる細菌が産生する毒素の一つにアシル化ホモセリンラクトン（ＡＨＬ）があります。肺にある線毛上皮細胞の苦味受容体（TAS2R38）がＡＨＬを受容すると、線毛上皮細胞は、ガスである**一酸化窒素**（NO）を放出します。このガスには、細菌の内部に浸透して細菌を殺すはたらきと、線毛上皮細胞に作用して、線毛の動きを活発にするはたらきがあります。これにより、細菌を肺の外へと押し出すのです。

なお、線毛上皮細胞には、苦味受容体だけでなく、なんと甘味受容体も発現していました。この2つの受容体のはたらきは、次のとおりです。

まず、細菌が放出する苦味物質を苦味受容体が感知すると、線毛上皮細胞内のカルシウムイオン（Ca^{2+}）濃度が上昇し、活性化されます。すると、抗菌ペプチドである**αディフェンシン**が分泌され、細菌を殺します。すると、肺の粘液中に含まれるブドウ糖（グルコース）などの甘味物質が細菌に消費されなくなるため、粘液中のグルコース濃度が上昇します。このグルコース濃度の上昇を線毛上皮細胞の甘味受容体が感知することで、線毛運動とαディフェンシンの分泌が抑制されるのです。

つまり、**肺にも甘味受容体や苦味受容体が発現していて、これらが機能することで過剰な殺菌反応が抑えられ、私たちの生存のために役立っている**ことがわかったのです。[9-1] こうしたことから、肺も腸と同様に味を感じている、といってもよいのかもしれません。

肺にもさまざまなはたらきを持つ細菌がいる

さらに肺には、また別の情報伝達の経路があることもわかってきました。肺は、先ほど紹介した粘液分泌細胞と線毛上皮細胞が存在するため、細菌などが生存できない無菌状態だと考えられていました。肺から細菌が採取されることもありますが、それは、呼吸や誤嚥（ごえん）などで偶然に口から肺に入り込んだものではないかと考えられていたのです。しかし近年、解析技術の進歩によって、肺内部にもさまざまな種類の細菌が存在し、それらは腸とは異なる多様性を持っていることがわかったのです。[9-2] これを**肺マイクロバイオータ**と呼びます。

細菌によって腸と肺の情報伝達が行われていることが明らかになった研究を紹介しましょう。まず、マウスに肺炎を引き起こすRSウイルスを感染させます。これによって肺炎になったマウスに、食物繊維を多く含む食事や酢酸を経口投与しました。すると、肺の上皮細胞において、抗ウイルス作用のある**I型インターフェロン**の産生が増強され、肺炎の症状が軽減されたのです。

そこで、第2部で紹介した酢酸を受容する短鎖脂肪酸受容体の一つ（GPR43）を欠損したマウスを用いて同様の実験が行われました。しかし、肺炎の症状は軽減されませんでした。

これらの結果から、腸内マイクロバイオータが食物繊維を代謝して産生する酢酸が、肺上皮細胞の受容体GPR43を活性化して肺での免疫応答に重要な役割を果たしていることがわかったのです[9-3]（**図9—2**）。

この研究はマウスで行われたものである

図9-2 腸と肺のつながり「腸肺相関」のしくみ

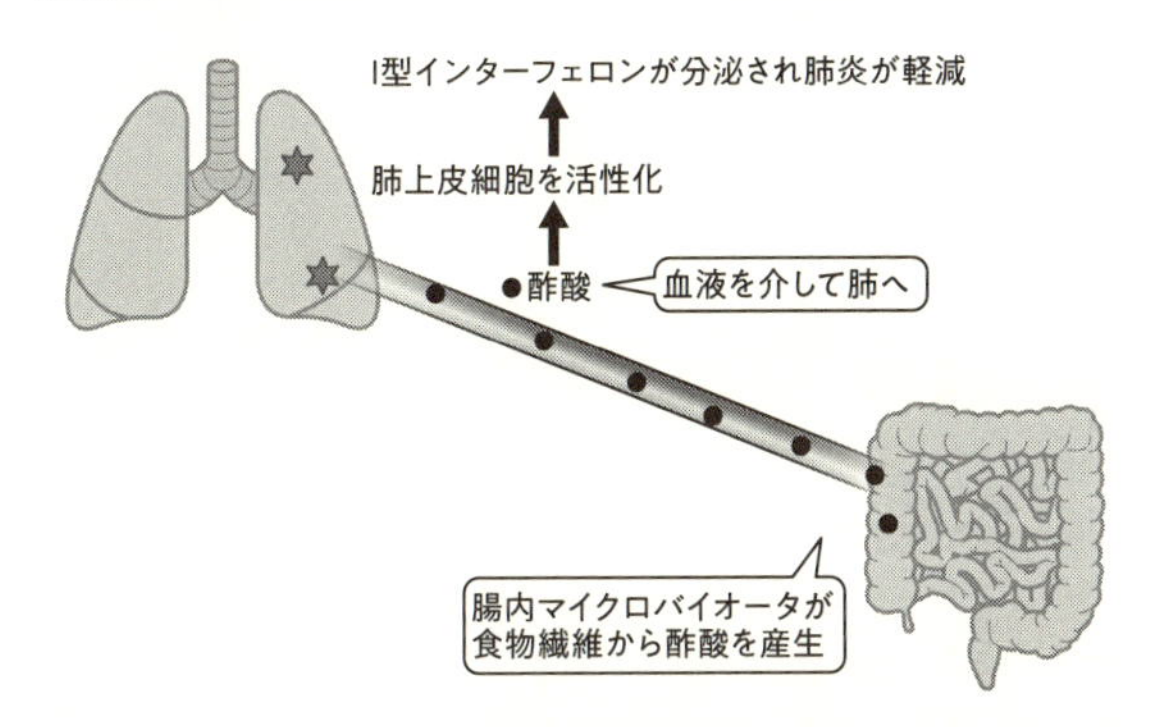

腸内マイクロバイオータが食物繊維を代謝して産生する酢酸が、肺上皮細胞を活性化し、I型インターフェロンが分泌される。これにより肺炎の症状が軽減される。腸と肺が情報伝達することで肺の免疫に重要な役割を果たしている

Antunes KH et al., *Nature Communications* 10, 3273, 2019. をもとに作成

ため、同様のしくみがヒトでも存在するのか確認する必要があります。RSウイルスは2歳未満の乳児が感染しやすいのですが、現在は対症療法しかなく、ワクチンは60歳以上や一部の妊婦にしか認められていません。この研究が進展することで、RSウイルス感染症に対する新たな治療法の開発につながると期待されます。

●「腸肺相関」が見つかった！

さらに、別の研究からも、肺と腸との間の新たな情報伝達の経路が見えてきました。**リポポリサッカライド**は細菌の成分で、炎症を引き起こすサイトカインの分泌を促します。つまり、炎症を悪化させます。このリポポリサッカライドを肺内に投与したところ、肺マイクロバイオータだけでなく、腸内マイクロバイオータの組成も変化したのです[9-4]。

この反応について、次のような仮説が考えられます。肺で起こった炎症によって免疫系の細胞から分泌されたサイトカインが全身を駆け巡り、その一部が腸に到達します。すると、腸管免疫が促進され、腸から抗体が分泌されます。その結果、分泌された抗体によって腸内マイクロバイオータが駆除されることで、その組成が変化したのです。

ここまで紹介してきたように、**腸から肺、肺から腸へと互いに情報を伝達し合う「腸肺相関」も存在する**ことが明らかになってきています[9-5]。

インフルエンザや新型コロナウイルス感染症（COVID－19）では、腸内マイクロバイオータの中でも免疫の維持に重要とされる一部の細菌（ファーミキューテス門など）に著しい減少が見られ、腸内マイクロバイオータの組成が乱れるディスバイオシスが起こっています[9-6, 9-7]。例えば、COVID－19の患者において、腸内のファーミキューテス門に属する細菌数が減少する一方、腸内環境が悪化することで増加するフソバクテリア門に属する細菌が増加します。

腸内マイクロバイオータの組成の変化は、腸の機能の低下を引き起こし、腸から本来透過するはずのない未消化物や老廃物、微生物成分が血中に漏れ出すようになります。このような状態がリーキーガットです。その結果、血中に細菌や毒素が入り込み、免疫系の細胞からサイトカインの分泌が促進され、全身で炎症反応を引き起こす可能性があります[9-8]。このような状態をリーキーガット症候群と呼びます。

想像を膨らませて考えると、**インフルエンザやCOVID－19に罹患するとリーキーガット症候群を併発しやすく、併発した場合、血中にサイトカインが多く分泌されます。その結果、肺炎の重症化が起こる**と考えることができます。つまり、**肺炎が重症化するかしないかは、腸管バリア機能が正常に機能しているかどうか**にかかっているともいえます。

今後は、腸内マイクロバイオータの組成の変化や腸管バリアの破綻がどのような機構で肺疾患を引き起こすのか、また逆に、肺マイクロバイオータがどのようなメカニズムで腸内マイクロバイオータに影響を与えているのか、その詳細な機構が明らかになることが期待されます。

「腸肝相関(ちょうかんそうかん)」もある

次に、肝臓についての最新の研究成果を紹介しましょう。私たちヒトを含む動物の消化管は、生命維持に必要な栄養素を吸収する一方、不要なものは体外に排出する腸管バリア機能が存在します。消化管は常にウイルスや細菌、そして真菌などの病原体だけでなく、化学物質や異物にも24時間365日、常に直接さらされています。そのため、消化管の粘膜には、さまざまな免疫細胞（マクロファージや樹状細胞）が常駐しています。このシステムを**一次バリア**と呼びます。

しかし、腸管バリア機能は完全ではないため、未消化のタンパク質や細菌、ウイルスなどが栄養成分と共に腸管バリアを通過して、組織内に侵入してきます。それら侵入してきた物質に対処するのが**二次バリア**と呼ばれるものです。この二次バリアも突破した異物は、腸管から肝臓へとつながる血管である**門脈(もんみゃく)**を介して肝臓の**類洞(るいどう)**に到着します（**図9—3**）。この類洞内には、肝臓内の免疫系細胞である**クッパー細胞**が待ち構えていて、肝臓に流入してきた異物を取り除きます。このように、消化管と肝臓は連携して、生体防御に関与していることから、**腸肝相関**と呼ばれています。[9-9]

細菌の表面にある**エンドトキシン**という成分は、私たちの体内に入ると炎症や感染症を引き起

図9-3 肝臓の構造

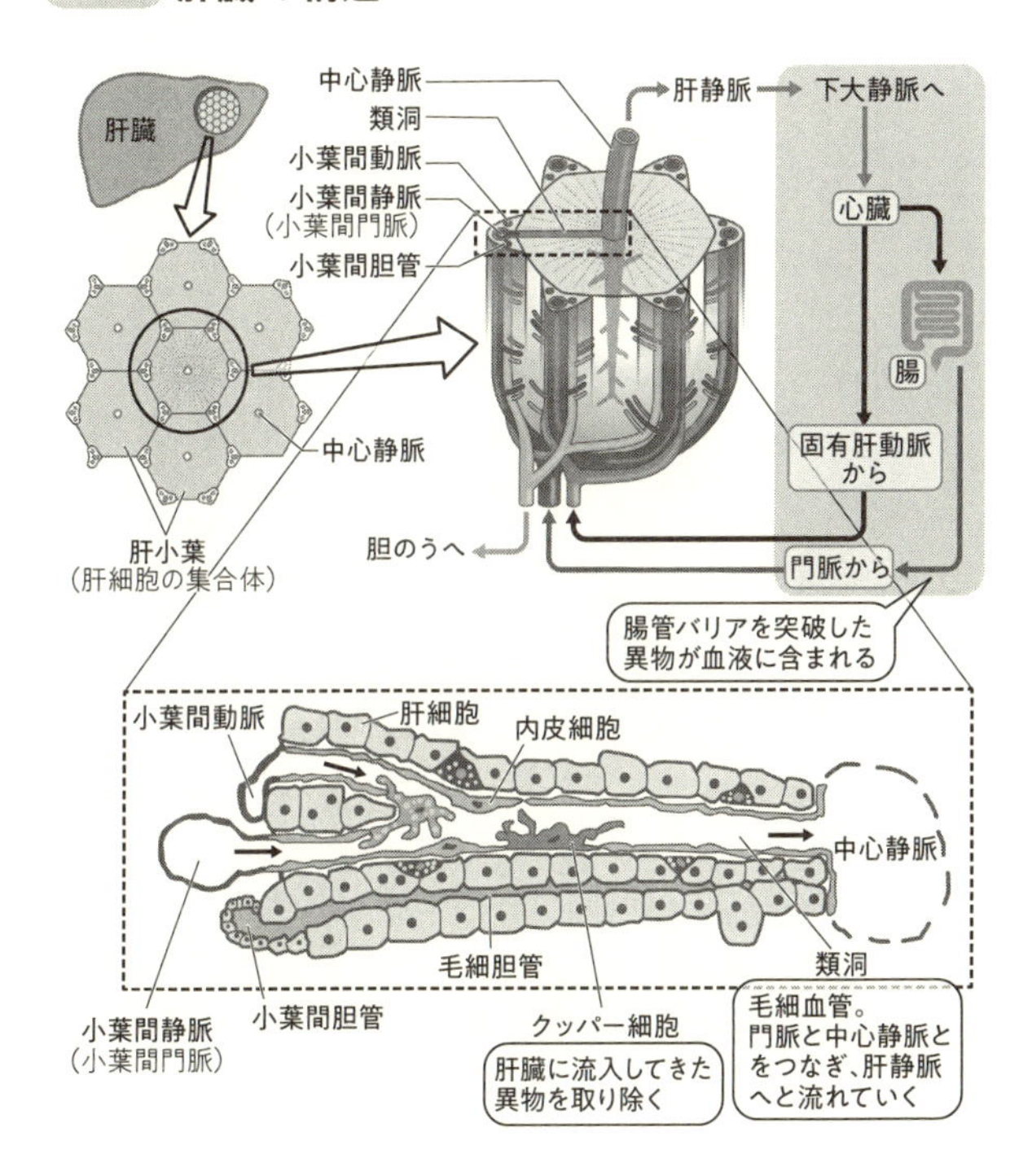

腸管バリアを突破した異物は、腸管から門脈を介して肝臓の類洞に入る。ここで、肝臓内の免疫系細胞であるクッパー細胞のはたらきで異物が排除される

『病気がみえる vol.1　消化器』（医学情報科学研究所：編／メディックメディア、2020年）などをもとに作成

こします。口腔細菌や腸内マイクロバイオータにも無数のエンドトキシンを持った細菌が存在するため、私たちは大量のエンドトキシンを毎日食していることになります。にもかかわらず、私たちは毎日炎症を起こしたり感染症に罹ったりするわけではありません。これは、腸管バリア機能のはたらきで、危険なエンドトキシンが体内に入り込まないようになっているためです。たとえ入り込んだとしても、肝臓のクッパー細胞が除去するという二重のバリア機能がはたらいているのです。

肥満がきっかけでがんになるメカニズム

アルコールやウイルスなどを原因としない脂肪肝のことを、**代謝性機能障害にともなう脂肪肝疾患**（metabolic dysfunction-associated steatotic liver disease：**MASLD**）と呼びます。このMASLDは、肥満や糖尿病、メタボリックシンドロームなどの生活習慣病によって起こり、お酒をあまり飲まない人でもアルコール性肝障害の人のように肝疾患が進行します。日本全国で患者が1000万人以上はいると考えられています。[9-10] またこのMASLDの1～2割が、肝組織の炎症を同時に起こし、**脂肪性肝炎**と呼ばれる状態になってしまいます。数年から数十年の経過で肝硬変へと進行し、肝不全や肝がんで亡くなる可能性がとても高くなるため、脂肪性肝炎の予防と対策は喫緊の課題です。

このMASLDや脂肪性肝炎では、過食、肥満、運動不足といったことが原因で腸内マイクロバイオータの組成が変化し、ディスバイオシスを起こしていることが明らかになっています。その結果、腸管バリア機能が低下し、リーキーガット症候群に陥っており、先ほど取り上げたエンドトキシンが門脈を介して肝臓に到達し、肝臓の炎症を引き起こしていたのです。また脂肪性肝炎患者では、本来反応しないような極微量のエンドトキシンによってもクッパー細胞の過剰な免疫反応が起こり、肝機能障害が発生していることが明らかになっています。[9–11]

肝臓では、コレステロールから**胆汁酸**が産生されます。この胆汁酸は、胆のうから十二指腸へ分泌され、小腸での脂肪の吸収に重要なはたらきをしています。分泌された胆汁酸のうち約5％は、大腸にまで届きます。この胆汁酸のことを**一次胆汁酸**と呼びます。その後、大腸内の特定の腸内細菌によって代謝され、さまざまな**二次胆汁酸**に変換されます。二次胆汁酸の中でも**デオキシコール酸**は、肝がんや大腸がんを引き起こすことが示唆されているため、二次胆汁酸の量が有意に増加することはよいことではありません。

マウスを用いた実験ですが、肥満になると、胆汁から二次胆汁酸を産生する腸内マイクロバイオータが増加し、二次胆汁酸の量が有意に増加していました。この二次胆汁酸の中でもデオキシコール酸が、腸から肝臓へと輸送されます。このデオキシコール酸が、ビタミンAを貯蔵する肝臓の肝星(かんせい)細胞を老化させ、さらに、老化した肝星細胞が炎症やがんを引き起こす炎症性サイトカ

インを分泌するようになります。こうして、周囲の肝細胞のがん化を促進することがわかったのです。[9-12]

これらのことから、**腸肝相関に何らかの障害が起こることで、肝機能に障害が起こる**ことがわかってきました。今後は、腸内マイクロバイオータの組成を改善させる、あるいは腸管バリア機能を修復することで、肝機能を改善できるのかどうか、といった研究の進展が待たれます。

●腸↓肝臓↓脳↓腸の情報伝達――「腸肝脳腸相関」

腸管は、40兆個を超える腸内マイクロバイオータや食事由来成分など、さまざまな異物に常にさらされています。にもかかわらず、腸管で炎症反応が起きないのは、炎症反応を抑えるしくみ（**腸管免疫**）が正しく機能しているためです。それを可能にしているのが、**制御性T細胞**です。

第5章でも取り上げた制御性T細胞のおかげで、食事などに含まれる物質や腸内マイクロバイオータ、さらには自分自身に対して過剰な免疫反応が起こらないよう、**免疫寛容**（かんよう）がなされています。この腸管免疫のしくみと、腸から体内（血中）に異物が入らないようにする腸管バリア機能によって、体は守られています。

これまで、制御性T細胞の数の維持や新たに制御性T細胞を作り出す（**分化**（ぶんか）と呼びます）ためには、短鎖脂肪酸や特定の腸内細菌、さらには腸内細菌由来成分や免疫細胞が分泌するサイトカインが重要な作用をしているのではないかと考えられていました。一方で、自律神経系の機能障害によって生じるとされる過敏性腸症候群やうつ病では、クローン病や潰瘍性大腸炎などの炎症性大腸炎の発症率が高いことから、腸管の炎症、つまり免疫機能異常に自律神経系が何かしらの関与をしている可能性が考えられていました。

制御性T細胞の維持や分化には、まず制御性T細胞が体の中にあるすべての種類の細胞と他人の細胞とを区別するための目印を学習する必要があります。その学習の手助けをするのが、**抗原提示細胞**です。抗原提示細胞は、細胞の種類を区別するための目印を細胞表面に掲げていて、腸管神経と密着しています。

実験の結果、腸管に存在する抗原提示細胞（**腸管抗原提示細胞**）は、神経伝達物質であるアセチルコリンを感知する受容体を発現していることがわかりました。この受容体はムスカリンに結合するため、1型ムスカリン型アセチルコリン受容体と呼ばれます。ムスカリンは、ベニテングタケやテングタケなどの毒キノコに含まれる低分子化合物です。

腸管抗原提示細胞をムスカリンで刺激すると、制御性T細胞の分化を促すために必要な遺伝子が発現しました。そこで、マウスの求心性迷走神経を外科的に切断したところ、腸管内の制御性T細胞の数が著しく減少したのです。この結果は、何を意味するのでしょうか？

マウスに大腸炎を発症させると、肝臓から脳へ情報を伝達する迷走神経（迷走神経肝臓枝求心路と呼ばれる）を介して脳の孤束核にその情報が伝えられます。さらに、脳に伝達された情報は、今度は副交感神経である左側の迷走神経（左迷走神経遠心路と呼ばれる）を活性化し、その情報が腸に到達して、腸管抗原提示細胞を活性化していたのです（**図9―4**）。

これらの結果から、**腸内の情報が肝臓を介して脳へ伝えられ、その情報が再び腸に戻ってきて、腸管の環境を維持する「腸肝脳腸相関」というしくみが存在す**

図9-4 **「腸肝脳腸相関」のしくみ**

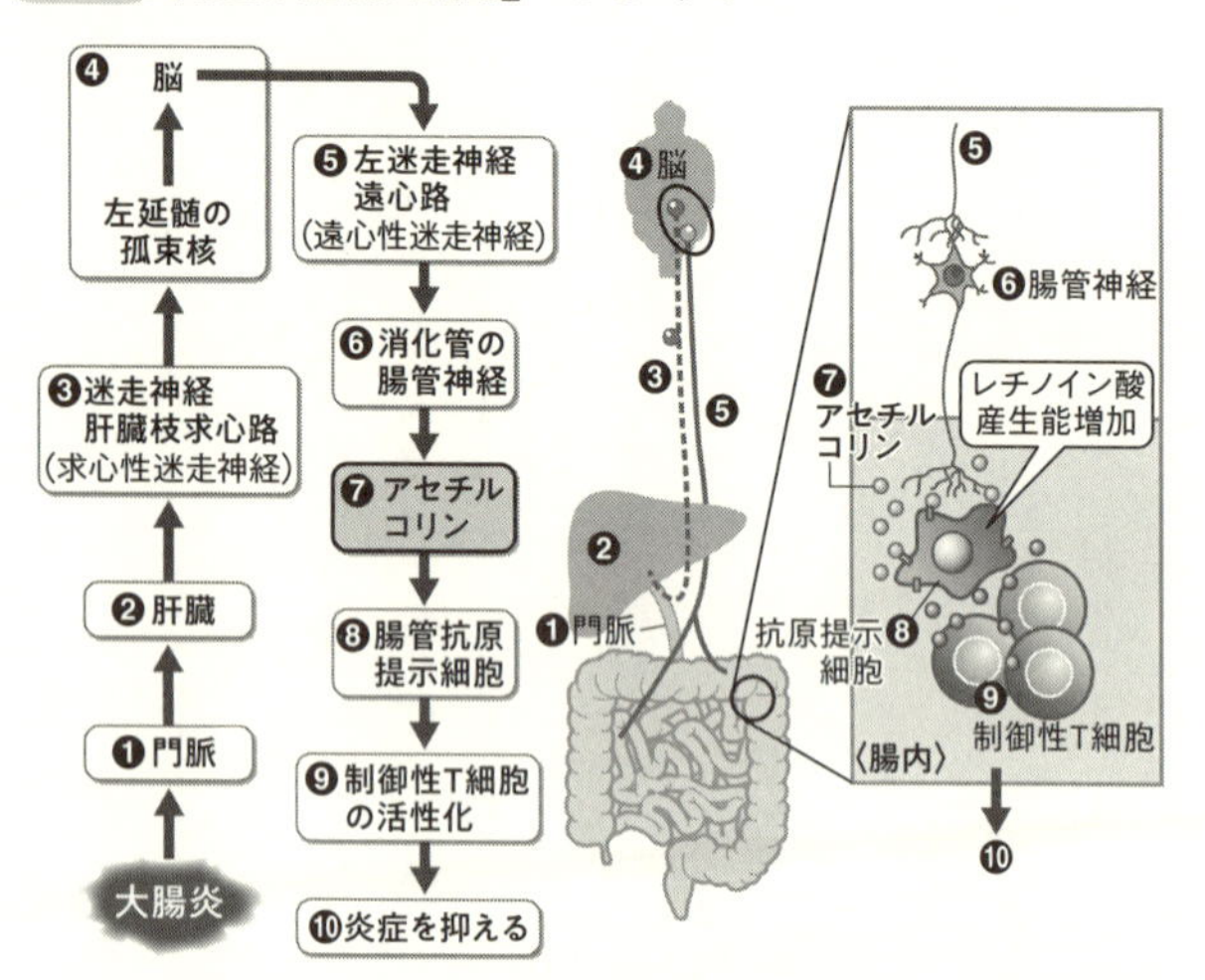

大腸炎が起きると、肝臓から脳へ情報を伝達する迷走神経（迷走神経肝臓枝求心路）を介して脳に情報が伝わり、それが副交感神経である左側の迷走神経（左迷走神経遠心路と呼ばれる）を活性化する。そして分泌されたアセチルコリンが腸に到達して、腸管抗原提示細胞を活性化し、腸管免疫によって腸管の環境が維持される

Teratani T et al., *Nature* 585, 591–596, 2020. をもとに作成

ることが明らかになりました。[9-13]

ヒトの場合、口から肛門までの消化管の長さは約9メートルにもなるといわれています。その情報がすべて求心性迷走神経を介して脳へリアルタイムに伝達されるとすると、脳では膨大な量の情報を処理し続けなければなりません。それでは、脳にかなりの負担をかけることになります。それを避けるために、肝臓を介して情報が伝えられていると考えられます。

また、肝臓には、門脈という血管を介して腸から吸収されたさまざまな栄養素や消化管ホルモンなどが流れ込みます。つまり、**肝臓には消化管全体の平均化された情報が届けられている**わけです。そして、その平均化された情報は、肝臓から脳へとつながる迷走神経肝臓枝求心路を介して伝達され、脳で処理されたあと、腸管の状況に見合った指令が脳から腸へと送られることで、腸管の免疫が暴走しないように調節されているようなのです。

喉が渇いて水が飲みたくなるのは腸肝相関のおかげ

生物が生きるうえで必須な体内の体液量を維持するしくみでも、腸と肝臓が連携して機能していることがわかりました。喉が渇くと水を飲みたくなるのも、このしくみがあるからです。このことを**飲水要求**と呼びます。脳脊髄液を産生する脳の部位（具体的には、第三脳室に接している脳弓下器官（のうきゅうかきかん））のニューロンが重要な機能を担っているのですが、水を飲んで喉を潤したあと、どのような機構で飲水要求が抑えられるのかについては、明らかになっていませんでした。

腸管で吸収された水分や栄養素は、先ほどもお話ししたように、すべて門脈に集まります。マウスで、門脈を支配する迷走神経肝臓枝求心路を切断したところ、脱水後の飲水量が有意に増加しました。つまり、迷走神経肝臓枝求心路を切断すると、マウスは喉が潤っても水を飲み続けたのです。

次に、腸管から分泌される**血管作動性腸管ペプチド**を門脈に投与すると迷走神経肝臓枝求心路のニューロンが活性化し、この迷走神経を切断するとその反応が見られなくなりました。なお、血管作動性腸管ペプチドは、血管に作用して血管を広げ、血流量を増加させるホルモンです。腸管に広く存在し、胃酸の分泌を抑制し、腸液の分泌を促進したり、小腸から水と電解質の分泌を促進するなど、さまざまな作用を持ちます。

これらの結果から、**腸管では、飲水後に腸管内で起こる血液中の水分濃度の変化を感知して血管作動性腸管ペプチドを分泌し、それが毛細血管を介して門脈に運ばれ、門脈に結合している迷走神経肝臓枝求心路のニューロンを活性化し、飲水行動を抑制する**ことがわかりました。[9-14] 腸と肝臓と脳は、私たちが思っている以上に密接なつながりを持っているようなのです。

「腸腎相関(ちょうじんそうかん)」まで見つかった

腎臓は、血液を濾過して尿を産生するだけでなく、排出する尿の成分をモニターして管理することで、体内の水分量や電解質の濃度を一定に保っています。さらに、血圧を調節するための酵素（レニン）を分泌したり、貧血を検知して、赤血球の産生を促すホルモン（エリスロポエチン）を分泌したりもしています。

腎臓の機能が低下してくると、老廃物を体内から排出する能力が低下し、体内に蓄積されるようになります。この腎臓の機能が慢性的に低下し続ける疾患を**慢性腎臓病**といいます。２０１１年の統計ですが、日本では約１３３０万人が慢性腎臓病患者だと推定されており、新たな国民病とも呼ばれています。進行すると、腎不全となってしまいます。

体内に蓄積された老廃物の中でも、体に悪影響を与える物質のことを**尿毒素**と呼びます。この尿毒素の多くは、腸内マイクロバイオータが産生した腸内代謝物であることが明らかになってきています。例えば、腸内マイクロバイオータが炭水化物から産生するグリオキサール[9-15]やタンパク質から産生するインドキシル硫酸[9-16]といった物質が尿毒素です。

また、慢性腎臓病患者では、便秘をしやすく、尿毒素の排出量が低下するだけでなく、腸内マイクロバイオータの組成が変化して、さらに尿毒素を産生しやすい状態になっていることもわかっています。[9-17]

つまり、**慢性腎臓病では、腸内マイクロバイオータの組成が乱れるディスバイオシスによって**

尿毒素が産生され、その結果、腎機能が低下し、さらに尿毒素の排出量の低下が起こるという負のスパイラルに陥っているのです。つまり、**腸は腎臓にも何らかの情報を伝達していて、「腸腎相関」ともいえるつながりがある**ようです。

慢性腎臓病患者では、腸内マイクロバイオータの中でもラクトバチルス属の細菌やビフィドバクテリウム属の細菌が減少していることがわかっています。そこで、これらの細菌を投与したり、腸内環境を整える作用のある腸内マイクロバイオータの増殖を促す食品成分を投与したりすることで慢性腎臓病の症状が緩和できないか、といった研究も進められています。

例えば、ラットを用いた研究ではありますが、**腸内マイクロバイオータの増殖を促す食品成分（オリゴ糖）や難消化性デンプン（食物繊維の一種）を投与することで、腎不全の進行が抑えられる**ことが報告されています。[9-18, 9-19]

慢性腎臓病患者では、腸内マイクロバイオータの組成が乱れるため、便秘をしやすいことがわかっています。慢性腎臓病モデルマウスにおいても排便異常が観察されますが、このモデルマウスに便秘症治療薬を投与したところ、腎機能の改善が見られたのです。[9-20] これらの研究結果は、モデル動物を用いたものであるため、今後はヒトにおいても同じ効果が得られるのか、その結果が待たれます。

腸は循環器系ともつながっている

動脈は、心臓から送り出される血液を全身に運ぶための血管です。酸素だけでなく各種栄養素を運搬する重要な役割を担っていて、通常は弾力性があります。しかし、加齢による老化やさまざまな因子によって動脈が硬くなるのが動脈硬化です。

大動脈など比較的太い動脈に粥腫（じゅくしゅ）ができるのが、粥状動脈硬化（アテローム動脈硬化）です。さらに、動脈の内膜に血中の悪玉コレステロールなどが沈着して粥状物質（プラーク）となり、血管が狭くなります。このプラークが冠動脈にできると、狭心症が起こります。プラークが破綻することで血管が詰まってしまい、心筋梗塞や脳梗塞を引き起こします。

動脈硬化が関与する疾患で死亡した患者と健常者との血中の代謝物を比較する研究（メタボローム解析といいます）が行われました。その結果、細胞膜の原料となる必須栄養素のコリン（これは肉や魚、豆や卵、牛乳やレバーなどに多く含まれます）やトリメチルアミン-N-オキシド、そしてトリメチルグリシンの血中濃度に統計的に有意な差があることがわかりました。なお、コリンは、腸内マイクロバイオータによって代謝されてトリメチルアミン-N-オキシドやトリメチルグリシンが産生されます。

動脈硬化モデルマウスにコリンを過剰に与えたところ、動脈硬化が促進されました。一方、無菌マウスにコリンが多く含まれる食事を与えても、動脈硬化は見られませんでした。つまり、**食事中に含まれるコリンが腸内マイクロバイオータによって代謝され、それによって産生されたトリメチルアミン－N－オキシドがマクロファージを活性化し、その結果として動脈硬化に至る**ことが、マウスレベルですが明らかになりました。[9-21]

なお、**ヒトにおいても、血中のトリメチルアミン－N－オキシド濃度の上昇が心血管疾患発症と関連する**ことが明らかになっています。[9-22] マウスの研究ではありますが、腸内マイクロバイオータの特定の酵素を阻害することで、血中トリメチルアミン－N－オキシド濃度を下げられることが示されています。[9-23] マウスで見られた効果がヒトにおいても同様に見られるのか、さらなる研究が必要ですが、現在、ヒトにおいて血中のトリメチルアミン－N－オキシド濃度を下げる薬剤の開発が進められているところです。

●高血圧と腸内マイクロバイオータ

日本では成人の3人に1人、高齢者では3人に2人が高血圧です。心臓病や脳卒中などの疾患につながる高血圧の予防には、減塩と体重管理が有効だとされていますが、2019年の国民健康・栄養調査報告によると、日本人の男性は、1日に10.9g、女性は9.3gの食塩を摂取しているそうです。世界保健機関（WHO）は、成人の1日の食塩摂取目標を5gとしているので、減塩をしたほうがよい人はかなり多いのではないでしょうか。

じつは近年の研究から、この高血圧の発症にも、腸内マイクロバイオータが関与している可能性が示されました。

栄養バランスの取れた餌に食塩を添加したものをマウスに与え、腸内マイクロバイオータの組成を解析したところ、マウスに特有のある乳酸菌の数が大きく減少することがわかりました。この乳酸菌はどのような役割を担っているのでしょうか?

これまでの研究から、塩分の摂りすぎは炎症反応を亢進させるのではないかと考えられています。そこで、体内で炎症が起こっているモデルとして多発性硬化症モデルマウスにこの乳酸菌を投与したところ、炎症反応を引き起こすサイトカイン（インターロイキン-17など）を産生する免疫細胞（17型ヘルパーT細胞）の数が減少して、炎症反応が抑制されたのです。

さらに驚くことに、食塩を添加した餌を与えているマウスにこの乳酸菌を投与すると、血圧が低下したのです。同様の効果は、乳酸菌の一種であるロイテリ菌の投与でも見られました。つまり、少なくともマウスでは、**塩分の高い食事を摂ることで起こる高血圧や炎症反応は、乳酸菌を補えば改善できる可能性がある**といえます。

被験者の数は少ないですが、ヒトに食塩を余分に摂取させる実験を行ったところ、マウスと同様に腸内マイクロバイオータに含まれる乳酸菌の数が減少し、免疫細胞（17型ヘルパーT細胞）

が減少していたのです。[9-24]

なぜ乳酸菌を投与すると、免疫細胞が減少し、高血圧が抑制されるのか、その詳細はまだ完全には明らかになっていません。また、**ヒトにおいても乳酸菌やあるいは乳酸菌が代謝して作り出すさまざまな物質によって、高血圧や炎症反応が抑制されるのかどうかは不明**です。将来的には、乳酸菌や乳酸菌が代謝して産生する物質を含む食品を摂取することで、高血圧や炎症反応を抑制できるようになることが期待されます。

腸と筋肉の意外な関係――「腸筋相関（ちょうきんそうかん）」！

プロアスリートは、パフォーマンス向上のため、ハードなトレーニングを行い、食事をしっかり摂っています。**プロラグビー選手と座っている時間の長い一般人との腸内代謝物を比較すると、プロラグビー選手では、酢酸、プロピオン酸、酪酸などの短鎖脂肪酸の糞便中の濃度が有意に高い**ことが明らかになりました。[9-25]そのため、運動と腸内マイクロバイオータや腸内代謝物との関連性が考えられるようになり、研究が進められています。そこから、なんと「**腸筋相関**」があるかもしれないと考えられるようになってきました。

走る、呼吸をする、話すなどの運動は、筋細胞の収縮によって行われています。自分の意思によって動かすことのできる骨格筋は、さまざまな生理活性を持った物質（**マイオカイン**と呼ばれます）を分泌します。**骨格筋は、マイオカインを分泌することで腸や脳を含む全身の臓器や組織と情報をやり取りしている**ようなのです。

マイオカインは、現在までに40種類以上発見されていて、**インターロイキン－6**（IL-6）もその一つです。[9-26] 炎症を引き起こすサイトカインで、筋肉において、筋細胞の増殖や再生、脂肪の分解などに作用することも知られています。

筋肉は運動によって損傷しますが、ある程度のところまでは再生します。この際、筋肉の再生を抑制しているのが**ミオスタチン**と呼ばれる物質です。先ほどのインターロイキン－6とは逆の作用を持ちますが、これも骨格筋から分泌されるマイオカインの一つです。[9-27] このミオスタチンは、加齢や女性ホルモンの低下によって増加するため、加齢に伴い筋肉量が減少するサルコペニアを引き起こしていると考えられています。現在では、サルコペニアの治療にミオスタチンの作用を抑える物質が探索されています。

これらのマイオカインは、筋肉に直接作用しますが、腸にも作用するマイオカインが存在していたのです。

マイオカインの中でも、**ＳＰＡＲＣ（secreted protein acidic and rich in cysteine）と呼ばれるものは、骨格筋から分泌されたあと、大腸で発生したがん細胞に作用して、がん細胞を自死（アポトーシスといいます）に導いている**ことが報告されました。[9-28] このように、筋肉がマイオカインを介して腸に作用することがわかってきたのです。

詳しいメカニズムはまだ明らかになっていませんが、今後は、腸内マイクロバイオータや腸内代謝物が筋肉の機能にどのような影響を与えるのか、また逆に筋肉が分泌するマイオカインが腸内マイクロバイオータにどのような影響を与えるのかを解明することが必要です。それにより、プロアスリートのパフォーマンス向上だけでなく、健康寿命を延ばすことにもつながるかもしれません。

免疫疾患と腸内細菌の関係

ヒトの口腔内に存在している桿菌(かんきん)は、通常は悪さをしませんが、免疫系が弱っている場合や、高齢者や糖尿病患者では、肺炎や気管支炎、膀胱炎などを引き起こすことがあります。この口腔細菌が、炎症性腸疾患や大腸がん患者の糞便で多く検出されるのですが、なぜ口腔細菌が腸管内に存在するのかについては、不明でした。

炎症性腸疾患の一つである、クローン病の患者の唾液を無菌マウスに経口投与し、腸管の免疫系の細胞にどのような影響を与えるのかが解析されました。その結果、細菌感染の感染防御に重要な役割を担っている免疫細胞(1型ヘルパーT細胞)が顕著に増加したのです。なお、この免疫細胞が過剰に活性化されると、免疫機能が過剰になり、自己免疫疾患の発症につながる可能性があります。その後、このクローン病患者の唾液中に含まれている細菌を調べたところ、その細菌の中でも、クレブシエラ属の細菌が免疫細胞の増殖を強く誘導することがわかりました。

次に、健康な正常マウスにクレブシエラ属の細菌を経口投与しても、腸管内に定着することはありませんでした。一方で、抗菌剤を投与した腸内マイクロバイオータのいないマウスでは、クレブシエラ属の細菌を経口投与すると、それが腸に定着するだけでなく、免疫細胞（1型ヘルパーT細胞）が顕著に増殖しました。

つまり、**腸内マイクロバイオータの組成が乱れた場合にのみ、クレブシエラ属の細菌が定着し、その結果、免疫細胞の増殖が促進された**のです[9-29]。なお、このクレブシエラ属の細菌は、炎症性腸疾患患者だけでなく、健常者の口腔内にも存在していることから、長期にわたって過剰量の抗菌剤を服用した場合には、健常者でも腸内に定着する可能性もあります。そのため、抗菌剤の服用には注意が必要です。

関節リウマチは、本来は自分自身の体を守ってくれるはずの免疫系の異常により、自分自身の関節組織を攻撃するようになり、主に手足の関節が腫れたり痛んだりする疾患です。進行すると、骨や軟骨が壊れて関節が動かせなくなり、日常生活が大きく制限されます。遺伝的要因や喫煙、歯周病などの環境的な要因の関与が考えられていますが、その原因は明らかになっていません。

日本全国で60万〜100万人の患者がいると推定され、40〜60歳代の女性で多く発症します。最近、この関節リウマチと腸内マイクロバイオータの関係も指摘され始めています。

関節リウマチの患者では、自身の体内に存在するさまざまな抗原に対する抗体（自己抗体と呼びます）が作られています。そこで、初期の関節リウマチの患者の血液を採取して、どのような抗原に対する自己抗体が増えているのかが調べられました。

その結果、**自己抗体の多くが腸内マイクロバイオータ中のさまざまな種類の細菌と反応することがわかった**のです。その中でもとくに、サブドリグラヌルム属の細菌（*Subdoligranulum didolesgii*／サブドリグラヌルム ディドレスギ：ディドレスギ菌）に強く反応しました。

そこでディドレスギ菌を無菌マウスの腸内に移植すると、この細菌のみで関節リウマチを発症したのです。ちなみに、ディドレスギ菌以外で関節リウマチの発症に関わることが示唆されていた細菌についても、無菌マウスに移植するという同様の実験が行われました。すると、軽い関節炎を引き起こしましたが、その症状の程度は、ディドレスギ菌の移植とは比較にならないほど軽いものでした。

なお、健常者と関節リウマチの発症リスクの高い人、早期関節リウマチ患者の糞便中にディドレスギ菌が存在するかどうか解析したところ、発症リスクの高い人と早期関節リウマチ患者の16・7％にディドレスギ菌が検出されましたが、健常者ではまったく存在していませんでした。

つまり、**一部の関節リウマチは、ディドレスギ菌に感染して起こる感染症である可能性**が考えられるのです。[9-30] 今後は、原因となるディドレスギ菌の感染や増殖を防ぐ治療薬が開発できれば、関節リウマチの治療法もがらりと変わる可能性があります。

第9章のまとめ

・腸内マイクロバイオータが産生する酢酸が、肺上皮細胞の短鎖脂肪酸受容体を活性化し、肺の免疫機能を強化している。

・肺の炎症により腸管免疫が促進され、腸内マイクロバイオータの組成が変化する。このような「腸肺相関」の存在も明らかになりつつある。

・肉類などの動物性脂肪を消化・吸収するために肝臓から分泌される胆汁は、腸内マイクロバイオータによって発がん物質が含まれている二次胆汁酸に変換される。一部の二次胆汁酸は、腸から肝臓へと輸送されるが、多量の二次胆汁酸は肝臓のがん化を引き起こす可能性を高める。二次胆汁酸を増やさないためにも、胆汁酸の分泌を促す動物性脂肪の摂取には注意を払う必要がある。

・腸内の情報が肝臓を介して脳へ伝えられ、その情報が再び腸に戻ることで、腸管の環境を維持する「腸肝脳腸相関」のしくみも存在する。このしくみによって腸管の免疫機能が維持されている。

・腸内マイクロバイオータのディスバイオシスによって尿毒素が産生され、その結果、腎機能が低下する。このような「腸腎相関」の存在も明らかになりつつある。

・腸内マイクロバイオータが産生する腸内代謝物の中には、血管の動脈硬化を引き起こすものや、逆に循環器系の機能を調節して、高血圧や炎症反応を抑制するものがある。同様なしくみがヒトにも存在するのか今後の研究の進展が待たれる。

・運動によって糞便中の短鎖脂肪酸濃度が高まるため、「腸筋相関」の存在が考えられ始めている。運動によって筋肉から分泌されるマイオカインの中には、大腸で発生したがん細胞を自死に導くものもある。

・炎症性腸疾患と口腔細菌や関節リウマチと腸内マイクロバイオータとの間に相関関係があることがわかった。今後は、どのようなしくみでこれらの細菌が疾患を引き起こすのか、研究が待たれる。

第10章 脳や体をうまく使うには腸を整えよ

この十数年ほどの間に、ゲノム解析や糞便中に含まれる代謝物の解析技術の向上とともに、腸内マイクロバイオータとさまざまな疾患、脳をはじめ全身の臓器とのつながりが見えてきました。

腸内マイクロバイオータがいかに重要なはたらきを担っているか、おわかりいただけたでしょうか。最終章となる本章では、私たちは健康を保つために、こうした最新研究の情報をどのように役立てていけばよいのか、考えていきましょう。

●脳腸相関研究の現状

現在までに、**ヒトの患者において、糞便移植やプロバイオティクス（有用とされる細菌）、またはプレバイオティクス（水溶性食物繊維など）を投与して腸内マイクロバイオータの組成を整えることで、自閉スペクトラム様症状やうつ症状が改善されたという報告も増えてきています**（例えば、自閉スペクトラム症[10-1]やうつ病[10-2]）。

ただし、それらの研究の多くは、本格的な研究プロジェクトの実現性や妥当性を見極めるために行う予備的な小規模調査に留まっています。そのため今後は、大規模な（1万人などといった被験者数の多い）**二重盲検ランダム化比較試験**によって、本当にそれらの治療法に効果があるのかどうかを見極める必要があります。

なお、二重盲検ランダム化比較試験とは、試験対象の薬（や食品など）を観察者（医師や研究者など試験を実施する者）にも被験者にもわからないようにするだけでなく、被験者にランダムに本物の薬か偽薬（プラセボ）を振り分け、薬の効果を比較するという試験法です。

それらの試験により、腸管や腸内マイクロバイオータを標的とした新たな精神・神経疾患の治療法の開発、さらには他の疾患（膵臓、肝臓、肺、腎臓などの疾患）の治療法の開発にも進展することが期待されます。

薬剤と腸内マイクロバイオータ

これまで見てきたように、腸内マイクロバイオータは、さまざまな刺激によってその組成が大きく変化します。例えば食事の内容（食物繊維が少なく、脂質や糖質が多い場合など）や、ストレスがかかると体内に増加するホルモンや神経伝達物質などによって変化します。

そこで、日本人の腸内マイクロバイオータの組成に影響を与える要因を調べる研究が行われました。その結果、治療薬（経口薬に限らず注射などを含む）が腸内マイクロバイオータの組成に最も強く影響を与えることがわかりました。食事や運動などの生活習慣よりも3倍も強い影響だったそうです。2番目は疾患（炎症性腸疾患、ＨＩＶ感染、糖尿病、うつ病、慢性肝炎など）でした。

治療薬の中でもどのような疾患に対する薬の影響が大きいのでしょうか。解析の結果、**消化器疾患治療薬、糖尿病治療薬、抗菌剤、抗血栓薬、循環器疾患治療薬、脳神経疾患治療薬、抗がん剤の順で、腸内マイクロバイオータの組成に影響を与えていました。**消化器疾患治療薬の中では、飲みすぎや食べすぎによって胃が痛いときに飲む胃薬（胃酸の分泌を抑制して胃痛を抑えるプロトンポンプ阻害薬）やタンパク質の摂取が困難な場合に腸から投与する輸液（経腸アミノ酸製剤）、そして肝機能が低下して脂肪の吸収力が低下している時や胆石を溶解させるために飲む薬（胆汁促進剤）の影響が高いことがわかりました。

例えば糖尿病と高血圧を患っている場合、糖尿病と高血圧の治療薬を複数同時に服用する場合もあります。そこで、投与された薬剤の数の多さが、腸内マイクロバイオータにどのような影響を与えるのかについても解析が行われました。その結果、**同時に投与された薬剤の数が増加すればするほど、酪酸や酢酸といった短鎖脂肪酸を産生する菌種が減少**しました。一方で、**投与する薬剤の数を減らすことで、腸内マイクロバイオータへの影響も減らすことができる、つまり腸内マイクロバイオータの組成を回復できる**ことも明らかになりました[10-3]。

これらのことから、薬剤は腸内マイクロバイオータに大きな影響を与えるため、薬剤の使用には当然のことながら注意を払う必要があります。また、薬剤を使用したことにより増加、または減少した腸内細菌によって引き起こされる副作用を予測できる可能性があります。

どのようにして腸を整えればよいのか

薬剤摂取や生活習慣（食事内容や睡眠）の乱れ、ストレスなどによって腸内マイクロバイオータのバランスが崩れ、ディスバイオシスに陥ることで、さまざまな疾患を引き起こす原因となりうることをこれまで見てきました。

腸内マイクロバイオータには、いわゆる私たちの体にとってよい作用をもたらす「善玉菌」、悪い作用をする「悪玉菌」、そして健康なときは、私たちの体に何の影響も与えない「日和見菌」が存在しています。健康なときには善玉菌が活発に活動し、悪玉菌の増殖を防いでいます。しかし、体調が悪くなり、悪玉菌の割合が増えると、日和見菌も悪玉菌と同様に悪い作用をするようになり、腸内環境がますます悪くなり、便秘になります。

とはいえ、私たちヒトの顔が十人十色のように、腸内マイクロバイオータの組成やバランスにも個人差があります。そのため、**ある人にとっては腸内マイクロバイオータのバランス維持によい生活習慣や運動が、別の人にとってはよくない影響を与えるという可能性**もあります。それでは、どうすれば腸を整えることができるのでしょうか?

健康的な生活を送るためには、快眠と快食に並び、快便も重要です。なぜなら、腸内マイクロバイオータが胆汁酸から産生する二次胆汁酸のような発がん物質を消化管から排出するためにも快便は必要なことだからです。

日本では、男性の27・5%、女性の43・7%が便秘を感じていると報告されています。また、加齢とともに便秘は増加し、70歳以上で急激に増加します。一方、若い女性にも多く見られます(厚生労働省:令和4年国民生活基礎調査)。広島市で6917人の小学生に対して行われた調査ですが、驚くことに、小学生の18・5%が便秘に悩んでいるという報告もあります[10-4]。

便秘を引き起こす原因には、さまざまなものがあります。これまで見てきたようにパーキンソン病や糖尿病など病気に伴って起こるもの、薬剤の摂取によって起こるもの、そして、そもそも食事量や食物繊維の摂取が少なかったり、水分不足や運動不足だったり、無理なダイエットやストレスなどによって起こるものがあります。これらの便秘を放置することで、さらに悪化させたり、隠れている他の病気の発見を遅らせてしまったり、体内のさまざまな臓器に負担をかけてしまいます。たかが便秘ではなく、便秘も一つの病気として、専門の医師に相談することで、お腹も心も体もすっきりと軽くなるかもしれません。

　では、便秘にならないためには、どうすればよいのでしょうか。厚生労働省が発表している日本人の食事摂取基準（２０２０年版）によると、食物繊維の摂取目標量は、男性の18〜64歳で1日あたり21g以上（65歳以上は20g以上）、女性の18〜64歳で1日あたり18g以上（65歳以上は17g）とされています。つまり1食あたり男性は7g、女性は6gの食物繊維を摂るのが目標となります。しかし、実際の日本人平均の摂取量は、1日あたり14・2gと、残念ながら摂取目標量に達していません。[10-5]

　食物繊維摂取の内訳を見ると、とくに穀類からの割合が減っています。その大きな理由は、**食の欧米化により、肉や乳製品が増え、玄米や大麦などの雑穀を食べなくなった**ためです。

　食物繊維は腸の中を掃除するので便秘に有効、というのはよくいわれますが、それだけではありません。じつは、この**食物繊維こそが、腸内マイクロバイオータ、とくに善玉菌の餌となる物**

質で、腸内環境を整えてくれるのです。こうした物質は、プレバイオティクスと呼ばれます（第3章 **コラム2**参照）。

では、1食あたりの摂取目標、食物繊維7gを含む食品は、どれくらいの重量になるのでしょうか？ レタスだと約650g、玄米ご飯だと約500g、サツマイモだと約250g、しいたけだと約150gです。これだけの量を1食で一度に食べるのは困難です。しかし、大麦入りの麦ごはんや玄米入りご飯を毎食摂取し、その他、食物繊維が多く含まれる食材（まめ、ごま、わかめ、野菜、しいたけ、いもなど）を摂取することで、1日の摂取目標量に到達することはできるでしょう。

また、プロバイオティクスと呼ばれる生きた善玉菌、例えば乳酸菌やビフィズス菌、納豆菌や麴菌などを摂取することも便秘症改善に有効だといわれています。ただ、これらの菌を摂取しても、その多くは胃酸で死んでしまい、腸内には定着せずに排泄されます。そのため、定期的に摂取することが肝要です。ただし、**プレバイオティクスやプロバイオティクスを大量に摂取しても、その効果が増大するわけではない**ことにも注意が必要です。逆に、過剰摂取することで、下痢を引き起こしたり、腹痛を引き起こしたりする場合もあります。つまり、「過ぎたるは猶(なお)及ばざるが如し」です。

腸内マイクロバイオータが食物繊維を代謝して産生する短鎖脂肪酸の一つである酪酸は、大腸がんを防ぐ作用があるとの報告もあります。その一方で、酪酸濃度が高すぎる場合は、逆に大腸がんを引き起こす可能性も示唆されています。

●「栄養機能食品」「特定保健用食品」「機能性表示食品」の落とし穴

ドラッグストアなどで販売されているサプリメントは、腸内環境を整えるのに役に立つのでしょうか？　まず知っておくべきことは、サプリメントは、医薬品ではなく**食品として販売されている**ということです。

では、食品と医薬品の違いは何でしょうか。ヒトが口から摂取するものには、薬機法（医薬品、医薬部外品、化粧品、医療機器、再生医療等製品について安全性と、体への有効性を確保するための法律）と食品衛生法によって、「**医薬品**」（病気の診断、治療、予防のために使う薬品）と「**医薬部外品**」（医薬品よりも作用が穏やかだが人体に何らかの改善効果をもたらすもの。例えば発毛剤や薬用歯磨き粉など）、そして「食品」に区別されています。つまり、一般的な食品では、医薬品のような効果や効能を表示することはできません。極端な例ですが、「ビタミンBを含む豚肉の冷しゃぶサラダは、疲労回復に効く」とは宣伝できないことを意味します。

一方で、そのような効果や効能を表示することができる「食品」が一部存在します。それが、「保健機能食品」です。この中でもよく目にするものが「**栄養機能食品**」です。これは、13種類のビタミンや6種類のミネラル、そして一部の脂肪酸がこれに該当します。この栄養機能食品は、1日に必要なこれらの栄養成分を補給、補充するために利用できる食品を意味します。

次によく目にするのが、〝トクホ〟と呼ばれる「**特定保健用食品**」です。これは、その効果が科学的に証明されていて、その効果や安全性について国が審査し、**消費者庁長官が機能性を表示することを許可した**ものです。特定健康用食品として認可されると、「おなかの調子を整えます」や「食後の血中の中性脂肪が上昇しにくい」といった機能表示を商品ラベルに記載したり、宣伝したりすることができるようになります。

特定保健用食品に対して、2015年には、**事業者の自己責任**によって機能性を表示できる制度ができました。これが、「**機能性表示食品**」です。この制度では、事業者が安全性および機能性に関する科学的根拠を消費者庁長官へ提出することが必要です。ただし、**消費者庁や国によって許可が得られたというわけではなく、事業者の責任において、機能性を表示する**という点が特定保健用食品と大きく異なります（**図10―1**）。

サプリや健康食品は効果があるのか？

特定保健用食品や機能性表示食品などを摂取すれば、乱れた食生活による体への負の作用が帳消しになると考えている方が多いのではないでしょうか？

特定保健用食品や機能性表示食品は、医薬品ではなく、**食品**です。特定保健用食品の効果を検証した研究では、毎日の食事を厳密に管理したうえで、特定保健用食品を摂取するという試験が行われています。つまり、**一般の人々が試験と同じような厳密な食事を毎日摂るような生活をしたうえで、特定保健用食品を摂取できるとは考えにくく、同様の効果は得られにくいと考えたほうがよさそう**です。

実際、特定保健用食品の効果の表示には、「食後の血中中性脂肪が**上昇しにくい**」とあり、「食後の血中中性脂肪が**上昇しない**」とは表示されていません。

特定保健用食品や機能性表示食品は、「天然成分だから」や「健康によいとして売られているから」、さらには「医薬品に似ているから」といったイメージから、多量に摂取すれば健康になれると思われるかもしれません。しかし、多量に摂取することでかえって健康を害す

図10-1 食品と保健機能食品

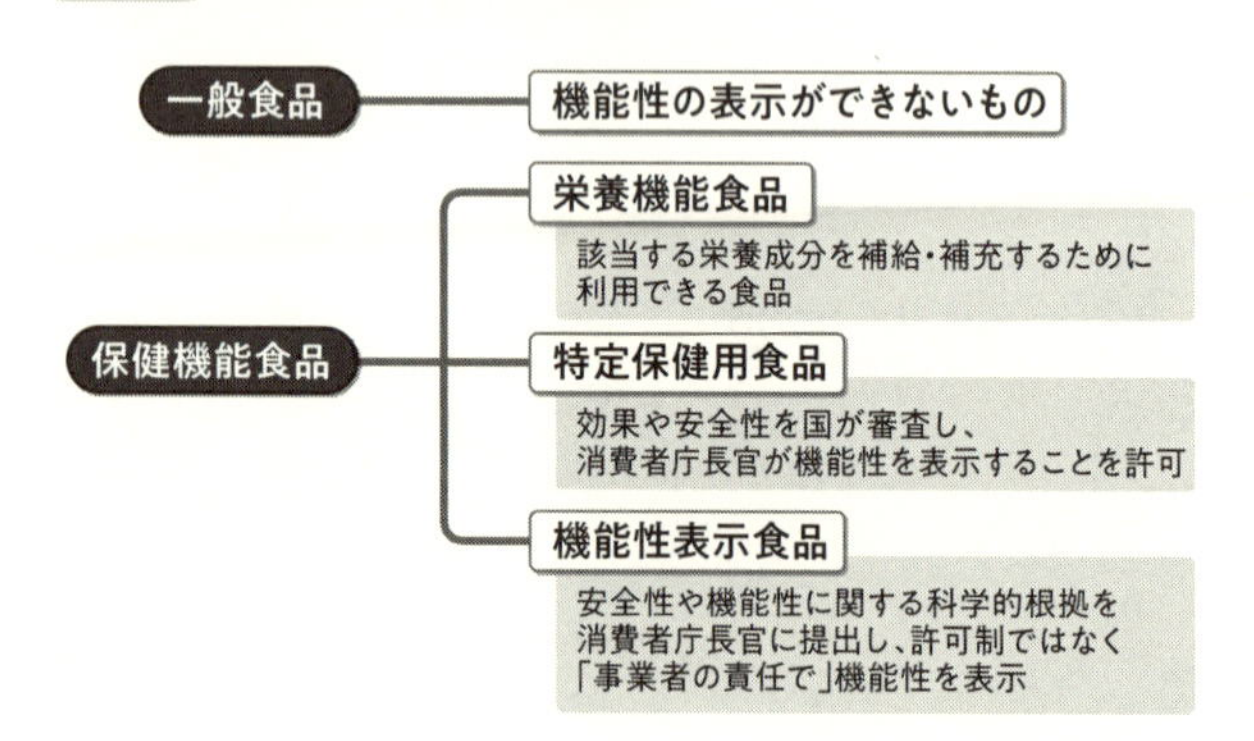

るリスクが高まるとして、内閣府食品安全委員会では、注意を呼びかけています。[10-6]

その注意喚起の文書の中には、『「健康食品」については、多くの人での何年にも及ぶ長期間の科学的研究が少なく、安全性や有効性が確立しているとはいえません。「健康食品」を利用するかどうかは**あなたの判断次第です**。信頼のできる情報を基に、あなた自身の健康に役立つ選択をしてください』と記載されています（**図10―2**）。

では、一般の方々が利用できる信頼できる情報は、どこから入手することができるのでしょうか？

図10-2 健康食品に関する注意喚起

食品安全委員会から国民へのメッセージ

「健康食品」については、多くの人での何年にも及ぶ長期間の科学的研究が少なく、安全性や有効性が確立しているとはいえません。「健康食品」を利用するかどうかはあなたの判断次第です。信頼のできる情報を基に、あなた自身の健康に役立つ選択をしてください。

- **「食品」であっても安全とは限りません**
- **多量に摂ると健康を害するリスクが高まります**
- **ビタミン・ミネラルをサプリメントで摂ると過剰摂取のリスクがあります**
- **「健康食品」は医薬品ではありません。品質の管理は製造者任せです**
- **誰かにとって良い「健康食品」があなたにとっても良いとは限りません**

内閣府・食品安全委員会20周年リーフレットより抜粋

健康食品に関する情報源としては、国立研究開発法人　医薬基盤・健康・栄養研究所の「『健康食品』の安全性・有効性情報」というホームページが挙げられます（https://hfnet.nibiohn.go.jp/ページ左下の二次元コード参照）。このホームページでは、一般向けに、健康食品に関する基礎知識だけでなく、被害関連情報が掲載されています。そして、近年話題となっている食品やその成分の情報も掲載されています。ある健康食品やその食品に含まれる成分が気になった場合には、このホームページでその食品が本当に安全なのか、また宣伝されているような効果が期待できるのかといったことを確認することができます。

以上のことを踏まえて考えると、**腸を整えるには、安易に健康食品やサプリメント、そして薬に頼らず、今一度、自分の毎日の食事の内容を見直してバランスのよい食事を摂ることが大事**だと考えられます。そして、ストレスと上手につきあい、運動をして、しっかり睡眠をとり、毎年人間ドックや健康診断、がん検診を受けることも大切でしょう。

すべての病気は腸から始まる

これまで見てきたように、私たちが摂取した食事の中で消化できない食物繊維は、腸内マイクロバイオータの餌となるだけでなく、分解されて乳酸や酢酸といったヒトのエネルギーになります。食事や飲み物の中には病原菌も含まれているので、腸内マイクロバイオータは、この病原菌

の増殖を抑制するはたらきもあります。体内の半数以上の免疫細胞は腸に集合していますが、腸内マイクロバイオータは、この免疫細胞に適度な刺激を与え、免疫機能を維持する役割も担っています。また、腸内マイクロバイオータが産生する腸内代謝物は、さまざまな臓器の機能を調節します。このように腸内マイクロバイオータは、私たちの腸の中に棲みついている単なる居候といった存在ではなく、ヒトの心身の健康維持に必要不可欠な存在ともいえます。

とはいえ、腸内マイクロバイオータが、その能力を発揮するためには、常に温度が36〜37度に保たれ、酸素がほとんどない環境である私たちの腸が必要不可欠です。つまり、腸内マイクロバイオータだけでなく、腸管自身の機能が正常にはたらくこともヒトの心身の健康維持に大切であることが改めて見直されています。

今後さらに研究が進めば、腸内マイクロバイオータのはたらきがさらに詳しく解明されていくでしょう。病気の予防法や治療法にも応用されていく可能性は大いにあります。最新の研究成果を正しく理解して、生活に取り入れていくことが健康維持に役立つでしょう。一方で、いま改めて先人たちの知恵から学べることもあると感じています。

紀元前5世紀、今から2000年以上前、ギリシャのエーゲ海のコス島に生まれたヒポクラテスは、それまでの呪術的医療とは異なり、科学に基づく医学の基礎を作りました。〝医学の祖〟と呼ばれるヒポクラテスは、さまざまな言葉を残しています。

その中の一つに、

「すべての病気は腸から始まる」

というものがあります。

さらに、次のような言葉も残しています。

「汝の食事を薬とし、汝の薬は食事とせよ」

「病気は食事療法と運動によって治療できる」

まさに、ヒポクラテスの言葉通り、腸が正常に機能することと腸内マイクロバイオータを育てるための食事、そして運動こそが健康で楽しい人生を過ごす時間を延ばすためのコツなのかもしれません。

第10章のまとめ

・腸内マイクロバイオータの組成を整えることで、自閉スペクトラム様症状やうつ症状の改善が見られたという報告も増えている。今後は、大規模な二重盲検ランダム化比較試験によって、本当に治療効果があるのか見極める必要がある。
・薬剤の中には腸内マイクロバイオータの組成に大きく影響を与えるものがあるため、薬剤の使用には注意を払う必要がある。
・腸内マイクロバイオータの組成を整えるためには、昔ながらの日本食、つまり食物繊維の多い食事がよいと考えられる。しかし、食事を極端に変えることは、下痢や腹痛を引き起こす場合もあるため、バランスの取れた食事を摂ることが重要である。
・安易に健康食品やサプリメントに頼らず、毎日、バランスのよい食事を摂ることが腸内マイクロバイオータや腸内環境の正常化につながり、大切である。

おわりに

ここまでお読みくださり、ありがとうございました。腸と脳が頻繁に〝おしゃべり〟している姿を眺めてみて、いかがだったでしょうか。最近では、腸が脳だけでなく、肺や腎臓、肝臓などさまざまな臓器とおしゃべりしていることもわかってきました。「脳腸相関」という新しい研究分野は、ワクワクとドキドキがいっぱい詰まっていて、これからますます発展していくかもしれない、ということを少しでもお伝えできていたら、嬉しいです。

英語の〝gut feeling〟という言葉をご存じでしょうか？「本能的直感」と訳されます。また、〝guts〟という単語は、「根性」とも訳されます。日本語にも、「腹を割って話す」や「腑に落ちる」といった言葉がありますが、英語でも日本語でも、私たちの感情や行動を表す言葉に gut や guts、つまり「腸」や「内臓（消化管）」が用いられています。昔の人々は、国籍、人種に関係なく、腸の大切さや、腸が脳とつながっていることを自らの体の調子の変化から感じ取り、理解していたのかもしれません。

私たちにとって大切であり身近な臓器である腸ですが、腸の調子が悪くなったときにはじめて、腸のことをじっくりと考える方が多いのではないでしょうか。そういう私自身も、緊張してお腹が痛くなったり、暴飲暴食で下痢をして気分が滅入ったり、あるいは便秘になってイライラしたりを繰り返して改めて、腸のことを考えるようになりました。そのときに頭に浮かんできたさまざまな疑問、つまり脳腸相関によって精神や行動がどのように調節されるのか、そのしくみを基礎研究により明らかにしてみたいと思い、現在に至っています。

普段私は、基礎研究だけでなく、生命科学や生理学の講義も担当しています。講義後に学生さんたちから、いろいろな質問が投げかけられます。その中には、講義の内容にとどまらず、「腸活には運動がよかったりしますか？」とか「最近よく眠れないので、腸内環境を整えるといわれているサプリを摂っているのですが、効果あるのでしょうか？」といった健康相談のような質問もあります。やはり、若い人であっても健康のために腸のことを気にするのだと改めて認識しました。

脳腸相関の研究は多岐にわたり、生命科学研究で用いる解析技術の飛躍的な進歩もあいまって、その研究成果の情報量も膨大です。そして毎週のように驚くような研究成果が次から次へと報告されています。そのため、すべての研究成果を網羅して一冊の本としてまとめ、読者の頭の中に入れられるようにするというのは不可能な作業です。そうではなく、脳腸相関の基礎を踏まえたうえで、脳腸相関が関係するさまざまな生命現象がどこまで解明されているのかを理解していただきたいという気持ちで、この本を書きました。そこで本書では、脳腸相関のさまざまな研究成果の中でもエポックメイキングなものを取り上げ、生命科学になじみのない方にもわかってもらえるような容易な説明を、また高校生でも背伸びをしたら読めるような解説を心がけたつもりです。そして、本書で取り上げた研究成果をさらに詳しくお知りになりたい方のために、情報のソースを巻末の参考文献に記載しました。

本書を読み、脳腸相関のことを知って、世の中にあふれるさまざまな情報をそのまま鵜呑みにするのではなく、科学的知識によってこれらの情報の中から正しいものだけを選択できるようになっていただけたら何よりです。そして読者の皆さんの健康寿命を延ばし、より楽しく、より充実した毎日を送るためのお役に立てば何よりです。ここまでお読みくださり、本当にありがとうございました。

最後になりますが、このような機会を与えてくださった講談社、この本の企画・編集をご担当いただき、いつも的確なアドバイスと励ましをくださった家田有美子さんのおかげで本書を世に出すことができました。共同研究者の先生方や旧知の友人たち、さらに家族から温かい激励をいただきました。この場をお借りして、皆様に厚く御礼を申し上げます。

2024年8月

坪井貴司

9-6 Li N et al., *Frontiers in Immunology* 10, 1551, 2019.
9-7 Mizutani T et al., *Microbiology Spectrum* 10, e0168921, 2022.
9-8 Kalantar-Zadeh K et al., *ACS Nano* 14, 5179-5182, 2020.
9-9 Solga SF, Diehl AM, *Hepatology* 39, 1197-1200, 2004.
9-10 Eguchi Y et al., *Journal of Gastroenterology* 47, 586-595, 2012.
9-11 Imajo K et al., *Cell Metabolism* 16, 44-54, 2012.
9-12 Yoshimoto S et al., *Nature* 499, 97-101, 2013.
9-13 Teratani T et al., *Nature* 585, 591-596, 2020.
9-14 Ichiki T et al., *Nature* 602, 468-474, 2022.
9-15 Jo-Watanabe A et al., *Aging Cell* 13, 519-528, 2014.
9-16 Hasegawa S et al., *Nutrients* 9, 358, 2017.
9-17 Wong J et al., *American Journal of Nephrology* 39, 230-237, 2014.
9-18 Furuse SU et al., *Physiological Reports* 2, e12029, 2014.
9-19 Vaziri ND et al., *PLoS ONE* 9, e114881, 2014.
9-20 Nanto-Hara F et al., *Nephrology Dialysis Transplantation* 35, 250-264, 2020.
9-21 Wang Z et al., *Nature* 472, 57-63, 2011.
9-22 Tang WHW et al., *New England Journal of Medicine* 368, 1575-1584, 2013.
9-23 Wang Z et al., *Cell* 163, 1585-1595, 2015.
9-24 Wilck N et al., *Nature* 551, 585-589, 2017.
9-25 Barton W et al., *Gut* 67, 625-633, 2018.
9-26 Pedersen BK et al., *Journal of Applied Physiology* 103, 1093-1098, 2007.
9-27 Schuelke M et al., *New England Journal of Medicine* 350, 2682-2688, 2004.
9-28 Aoi W et al., *Gut* 62, 882-889, 2013.
9-29 Atarashi K et al., *Science* 358, 359-365, 2017.
9-30 Chriswell ME et al., *Science Translational Medicine* 14, eabn5166, 2022.

第10章

10-1 Sanctuary MR et al., *PLoS ONE* 14, e0210064, 2019.
10-2 Rudzki L et al., *Psychoneuroendocrinology* 100, 213-222, 2019.
10-3 Nagata N et al., *Gastroenterology* 163, 1038-1052, 2022.
10-4 Kajiwara M et al., *Journal of Urology* 171, 403-407, 2004.
10-5 Nakaji S et al., *European Journal of Nutrition* 41, 222-227, 2002.
10-6 内閣府食品安全委員会「『健康食品』に関する情報　委員長、座長から国民の皆様へ」
https://www.fsc.go.jp/osirase/kenkosyokuhin.html

7-14 Tanaka T et al., *Naunyn-Schmiedeberg's Archives of Pharmacology* 377, 523-527, 2008.
7-15 Miyamoto J et al., *Nature Communications* 10, 4007, 2019.
7-16 Garvey WT et al., *Nature Medicine* 28, 2083-2091, 2022.
7-17 Wilding JPH et al., *Diabetes, Obesity and Metabolism* 24, 1553-1564, 2022.
7-18 Ascherio A et al., *New England Journal of Medicine* 340, 1994-1998, 1999.
7-19 Kameyama K, Itoh K, *Microbes and Environments* 29, 427-430, 2014.
7-20 Takeuchi T et al., *Cell Metabolism* 35, 361-375, 2023.
7-21 Iida T et al., *Metabolism* 59, 206-214, 2010.
7-22 Matsuo T et al., *Journal of Nutritional Science and Vitaminology* 48, 77-80, 2002.
7-23 Hossain A et al., *Pharmacology & Therapeutics* 155, 49-59, 2015.
7-24 Iwasaki Y et al., *Nature Communications* 9, 113, 2018.
7-25 Han Y et al., *Nutrients* 12, 352, 2020.
7-26 Lutsey PL et al. *Circulation* 117, 754-761, 2008.
7-27 Suez J et al., *Nature* 514, 181-186, 2014.
7-28 Suez J et al., *Cell* 185, 3307-3328, 2022.

第8章

8-1 Ahlman H, Nilsson O, *Annals of Oncology* 12 (Supplement 2), S63-S68, 2001.
8-2 Furness JB et al., *Nature Reviews Gastroenterology & Hepatology* 10, 729-740, 2013.
8-3 Roura E et al., *Animal* 13, 2714-2726, 2019.
8-4 Oya M et al., *Journal of Biological Chemistry* 288, 4513-4521, 2013.
8-5 Harada K et al., *Journal of Biological Chemistry* 292, 10855-10864, 2017.
8-6 Nakamura T et al., *Journal of Molecular Endocrinology* 64, 133-143, 2020.
8-7 Osuga Y et al., *Biochemical and Biophysical Research Communications* 588, 118-124, 2022.
8-8 Cummings DE, Overduin J, *Journal of Clinical Investigation* 117, 13-23, 2007.
8-9 Spreckley E, Murphy KG, *Frontiers in Nutrition* 2, 23, 2015.
8-10 Kaelberer MM et al., *Science* 361, eaat5236, 2018.
8-11 Bohórquez DV et al., *Journal of Clinical Investigation* 125, 782-786, 2015.
8-12 Ren X et al., *Journal of Neuroscience* 30, 8012-8023, 2010.
8-13 Buchanan KL et al., *Nature Neuroscience* 25, 191-200, 2022.
8-14 Li M et al., *Nature* 610, 722-730, 2022.

第9章

9-1 Lee RJ et al., *Journal of Clinical Investigation* 124, 1393-1405, 2014.
9-2 Sulaiman I et al., *European Respiratory Journal* 58, 2003434, 2021.
9-3 Antunes KH et al., *Nature Communications* 10, 3273, 2019.
9-4 Sze MA et al., *PLoS ONE* 9, e111228, 2014.
9-5 Budden KF et al., *Nature Reviews Microbiology* 15, 55-63, 2017.

5-12 de la Rubia JE et al., *Amyotrophic Lateral Sclerosis and Frontotemporal Degeneration* 20, 115-122, 2019.
5-13 Miyake S et al., *PLoS ONE* 10, e0137429, 2015.
5-14 Jangi S et al., *Nature Communications* 7, 12015, 2016.
5-15 Rothhammer V et al., *Nature Medicine* 22, 586-597, 2016.
5-16 Rothhammer V et al., *Nature* 557, 724-728, 2018.

第6章

6-1 Sharon G et al., *Cell* 177, 1600-1618, 2019.
6-2 Kang DW et al., *Microbiome* 5, 10, 2017.
6-3 Kang DW et al., *Scientific Reports* 9, 5821, 2019.
6-4 Buffington SA et al., *Cell* 165, 1762-1775, 2016.
6-5 Sgritta M et al., *Neuron* 101, 246-259, 2019.
6-6 Buffington SA et al., *Cell* 184, 1740-1756, 2021.
6-7 Al-Haddad BJS et al., *JAMA Psychiatry* 76, 594-602, 2019.
6-8 Careaga M et al., *Biological Psychiatry* 81, 391-401, 2017.
6-9 Yim YS et al., *Nature* 549, 482-487, 2017.
6-10 Kim S et al., *Nature* 549, 528-532, 2017.
6-11 Valles-Colomer M et al., *Nature Microbiology* 4, 623-632, 2019.
6-12 Kelly JR et al., *Journal of Psychiatric Research* 82, 109-118, 2016.
6-13 Aizawa E et al., *Journal of Affective Disorders* 202, 254-257, 2016.
6-14 Chahwan B et al., *Journal of Affective Disorders* 253, 317-326, 2019.
6-15 Akkasheh G et al., *Nutrition* 32, 315-320, 2016.

第7章

7-1 Zhang Y et al., *Nature* 372, 425-432, 1994.
7-2 Campfield LA et al., *Science* 269, 546-549, 1995.
7-3 Maffei M et al., *Nature Medicine* 1, 1155-1161, 1995.
7-4 Kojima M et al., *Nature* 402, 656-660, 1999.
7-5 Hara T et al., *Reviews of Physiology, Biochemistry and Pharmacology* 164, 77-116, 2013.
7-6 Samuel BS et al., *Proceedings of the National Academy of Sciences of the United States of America* 105, 16767-16772, 2008.
7-7 Kimura I et al., *Proceedings of the National Academy of Sciences of the United States of America* 108, 8030-8035, 2011.
7-8 Inoue D et al., *FEBS Letters* 586, 1547-1554, 2012.
7-9 Kimura I et al., *Nature Communications* 4, 1829, 2013.
7-10 Nishida A et al., *Biochemical and Biophysical Research Communications* 557, 48-54, 2021.
7-11 Tirosh A et al., *Science Translational Medicine* 11, eaav0120, 2019.
7-12 Edfalk S et al., *Diabetes* 57, 2280-2287, 2008.
7-13 Hirasawa A et al., *Nature Medicine* 11, 90-94, 2005.

3-18 Jackson ML et al., *Sleep Science* 8, 124-133, 2015.
3-19 Miyazaki K et al., *Life Sciences* 111, 47-52, 2014.
3-20 Thompson RS et al., *Frontiers in Behavioral Neuroscience* 10, 240, 2017.
3-21 Peschel N, Helfrich-Förster C, *FEBS Letters* 585, 1435-1442, 2011.
3-22 Titos I et al., *Cell* 186, 1382-1397, 2023.

第4章

4-1 厚生労働省老健局「認知症施策の総合的な推進について（参考資料）」2019年6月20日
https://www.mhlw.go.jp/content/12300000/000519620.pdf
4-2 Tamada H et al., *Frontiers in Neuroscience* 16, 882339, 2022.
4-3 Vogt NM et al., *Scientific Reports* 7, 13537, 2017.
4-4 Saji N et al., *Scientific Reports* 9, 1008, 2019.
4-5 Asaoka D et al., *Journal of Alzheimer's Disease* 88, 75-95, 2022.
4-6 Meyer K et al., *JAMA Network Open* 5, e2143941, 2022.
4-7 Madeo F et al., *Science* 359, eaan2788, 2018.
4-8 Tsukada M, Ohsumi Y, *FEBS Letters* 333, 169-174, 1993.
4-9 Mizushima N et al., *Nature* 395, 395-398, 1998.
4-10 Jänne J et al., *Acta Physiologica Scandinavica* 62, 352-358, 1964.
4-11 Pucciarelli S et al., *Rejuvenation Research* 15, 590-595, 2012.
4-12 Matsumoto M, *Biological and Pharmaceutical Bulletin* 43, 221-229, 2020.
4-13 Nakamura A et al., *Nature Communications* 12, 2105, 2021.
4-14 Eisenberg T et al., *Nature Cell Biology* 11, 1305-1314, 2009.
4-15 Eisenberg T et al., *Nature Medicine* 22, 1428-1438, 2016.
4-16 Matsumoto M et al., *Nutrients* 11, 1188, 2019.
4-17 Gupta VK et al., *Nature Neuroscience* 16, 1453-1460, 2013.
4-18 Schroeder S et al., *Cell Reports* 35, 108985, 2021.
4-19 Seo DO et al., *Science* 379, eadd1236, 2023.

第5章

5-1 Baba M et al., *American Journal of Pathology* 152, 879-884, 1998.
5-2 Braak H et al., *Neurobiology of Aging* 24, 197-211, 2003.
5-3 Friedland RP, *Journal of Alzheimer's Disease* 45, 349-362, 2015.
5-4 Chen SG et al., *Scientific Reports* 6, 34477, 2016.
5-5 Sampson TR et al., *eLife* 9, e53111, 2020.
5-6 Kim S et al., *Neuron* 103, 627-641, 2019.
5-7 Hasegawa S et al., *PLoS ONE* 10, e0142164, 2015.
5-8 Bedarf JR et al., *Genome Medicine* 9, 39, 2017.
5-9 Nishiwaki H et al., *npj Parkinson's Disease* 8, 169, 2022.
5-10 Dao MC et al., *Gut* 65, 426-436, 2016.
5-11 Blacher E et al., *Nature* 572, 474-480, 2019.

2-12 Nishijima S et al., *DNA Research* 23, 125-133, 2016.

2-13 Turnbaugh PJ et al., *Nature* 444, 1027-1031, 2006.

2-14 De Filippo C et al., *Proceedings of the National Academy of Sciences of the United States of America* 107, 14691-14696, 2010.

2-15 Ridaura VK et al., *Science* 341, 1241214, 2013.

2-16 Holdeman LV et al., *Applied and Environmental Microbiology* 31, 359-375, 1976.

2-17 Liźko NN et al., *Nahrung* 28, 599-605, 1984.

2-18 Takatsuka H et al., *International Journal of Hematology* 71, 273-277, 2000.

2-19 Bailey MT, Coe CL, *Developmental Psychobiology* 35, 146-155, 1999.

2-20 Bailey MT et al., *Journal of Pediatric Gastroenterology and Nutrition* 38, 414-421, 2004.

2-21 Golubeva AV et al., *Psychoneuroendocrinology* 60, 58-74, 2015.

2-22 Suzuki K et al., *Scientific Reports* 11, 9915, 2021.

2-23 Sudo N et al., *Journal of Physiology* 558, 263-275, 2004.

2-24 Diaz Heijtz R et al., *Proceedings of the National Academy of Sciences of the United States of America* 108, 3047-3052, 2011.

2-25 Bercik P et al., *Gastroenterology* 141, 599-609, 2011.

2-26 Jašarević E et al., *Nature Neuroscience* 21, 1061-1071, 2018.

2-27 Muller PA et al., *Nature* 583, 441-446, 2020.

2-28 Schroeder FA et al., *Biological Psychiatry* 62, 55-64, 2007.

2-29 Yano JM et al., *Cell* 161, 264-276, 2015.

第3章

3-1 Bass J, Takahashi JS, *Science* 330, 1349-1354, 2010.

3-2 Menaker M et al., *Current Opinion in Neurobiology* 23, 741-746, 2013.

3-3 Tahara Y, Shibata S, *Nature Reviews Gastroenterology & Hepatology* 13, 217-226, 2016.

3-4 Itokawa M et al., *Nutrition Research* 33, 109-119, 2013.

3-5 Konturek PC et al., *Journal of Physiology and Pharmacology* 62, 139-150, 2011.

3-6 Pan X, Hussain MM, *Journal of Lipid Research* 50, 1800-1813, 2009.

3-7 Laermans J et al., *Scientific Reports* 5, 16748, 2015.

3-8 LeSauter J et al., *Proceedings of the National Academy of Sciences of the United States of America* 106, 13582-13587, 2009.

3-9 Thaiss CA et al., *Cell* 159, 514-529, 2014.

3-10 Leone V et al., *Cell Host & Microbe* 17, 681-689, 2015.

3-11 Zarrinpar A et al., *Cell Metabolism* 20, 1006-1017, 2014.

3-12 Liang X et al., *Proceedings of the National Academy of Sciences of the United States of America* 112, 10479-10484, 2015.

3-13 Thaiss CA et al., *Cell* 159, 514-529, 2014.

3-14 Goodrich JK et al., *Cell* 159, 789-799, 2014.

3-15 Ogawa Y et al., *Scientific Reports* 10, 19554, 2020.

3-16 Smith RP et al., *PLoS ONE* 14, e0222394, 2019.

3-17 Maes M et al., *Journal of Affective Disorders* 99, 237-240, 2007.

参考文献

第1章

1-1 Beaumont W, Experiments and observations on the gastric juice, and the physiology of digestion, Maclachlan and Stewart, Edinburgh, 1838.
1-2 Almy TP, Tulin M, *Gastroenterology* 8, 616-626, 1947.
1-3 Furness JB, The enteric nervous system, Blackwell, Oxford, 32-33, 2006.
1-4 Walsh JH (ed.), *Peptides* 2 (Supplement 2), 1-299, 1981.
1-5 福土審，本郷道夫，心身医学，36, 235-239, 1996.
1-6 Iggo A, *Journal of Physiology* 128, 593-607, 1955.
1-7 Iggo A, *Quarterly Journal of Experimental Physiology and Cognate Medical Sciences* 42, 398-409, 1957.
1-8 Niijima A, *Annals of the New York Academy of Sciences* 157, 690-700, 1969.
1-9 Niijima A, *Physiology & Behavior* 49, 1025-1028, 1991.
1-10 Fukudo S et al., *Gut* 42, 845-849, 1998.
1-11 Whitehead WE et al., *Gastroenterology* 98, 1187-1192, 1990.
1-12 Bouin M et al., *Gastroenterology* 122, 1771-1777, 2002.
1-13 Sagami Y et al., *Gut* 53, 958-964, 2004.
1-14 von Euler US, Gaddum JH, *Journal of Physiology* 72, 74-87, 1931.
1-15 Ivy AC, Oldberg E, *American Journal of Physiology* 86, 599-613, 1928.
1-16 Brazeau P et al., *Science* 179, 77-79, 1973.
1-17 Noda M et al., *Nature* 297, 431-434, 1982.
1-18 Carraway R, Leeman SE, *Journal of Biological Chemistry* 248, 6854-6861, 1973.
1-19 Polak JM, *Journal of Clinical Pathology* (Supplement 8), 68-75, 1978.
1-20 Mojsov S et al., *Journal of Clinical Investigation* 79, 616-619, 1987.
1-21 Holst JJ et al., *FEBS Letters* 211, 169-174, 1987.
1-22 Zhang Y et al., *Nature* 372, 425-432, 1994.
1-23 Kojima M et al., *Nature* 402, 656-660, 1999.

第2章

2-1 Sender R et al., *Cell* 164, 337-340, 2016.
2-2 Bianconi E et al., *Annals of Human Biology* 40, 463-471, 2013.
2-3 Tierney BT et al., *Cell Host & Microbe* 26, 283-295, 2019.
2-4 Metchnikoff É, Essais Optimistes, A. Maloine, Paris, 1907.
2-5 Aagaard K et al., *Science Translational Medicine* 6, 237-265, 2014.
2-6 DiGiulio DB et al., *PLoS ONE* 3, e3056, 2008.
2-7 Jiménez E et al., *Research in Microbiology* 159, 187-193, 2008.
2-8 Gomez de Agüero M et al., *Science* 351, 1296-1302, 2016.
2-9 Rackaityte E et al., *Nature Medicine* 26, 599-607, 2020.
2-10 Faith JJ et al., *Science* 341, 1237439, 2013.
2-11 Hehemann JH et al., *Nature* 464, 908-912, 2010.

【マ行】

【ヤ行】

【ラ行】

【ハ行】

【タ行】

【ナ行】

【サ行】

【カ行】

索引

数字・アルファベット

【ア行】

N.D.C.491　264p　18cm

ブルーバックス　B-2273

「腸と脳」の科学
脳と体を整える、腸の知られざるはたらき

2024年９月20日　第１刷発行
2025年３月19日　第５刷発行

著者　坪井貴司
発行者　篠木和久
発行所　株式会社講談社
〒112-8001　東京都文京区音羽2-12-21
電話　出版　03-5395-3524
販売　03-5395-5817
業務　03-5395-3615
印刷所　（本文印刷）株式会社ＫＰＳプロダクツ
（カバー表紙印刷）信毎書籍印刷株式会社
本文データ制作　ブルーバックス
製本所　株式会社国宝社

定価はカバーに表示してあります。

ISBN978－4－06－537276－0

発刊のことば

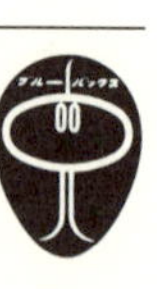

科学をあなたのポケットに

二十世紀最大の特色は、それが科学時代であるということです。科学は日に日に進歩を続け、止まるところを知りません。ひと昔前の夢物語もどんどん現実化しており、今やわれわれの生活のすべてが、科学によってゆり動かされているといっても過言ではないでしょう。

そのような背景を考えれば、学者や学生はもちろん、産業人も、セールスマンも、ジャーナリストも、家庭の主婦も、みんなが科学を知らなければ、時代の流れに逆らうことになるでしょう。

ブルーバックス発刊の意義と必然性はそこにあります。このシリーズは、読む人に科学的に物を考える習慣と、科学的に物を見る目を養っていただくことを最大の目標にしています。そのためには、単に原理や法則の解説に終始するのではなくて、政治や経済など、社会科学や人文科学にも関連させて、広い視野から問題を追究していきます。科学はむずかしいという先入観を改める表現と構成、それも類書にないブルーバックスの特色であると信じます。

一九六三年九月

野間省一

ブルーバックス　医学・薬学・心理学関係書（I）

- 921 自分がわかる心理テスト　芦原 睦／桂 戴作＝監修
- 1021 人はなぜ笑うのか　志水 彰／角辻 豊／中村 真
- 1063 自分がわかる心理テストPART2　芦原 睦＝監修
- 1117 リハビリテーション　上田 敏
- 1176 考える血管　児玉龍彦／浜窪隆雄
- 1184 脳内不安物質　貝谷久宣
- 1223 姿勢のふしぎ　成瀬悟策
- 1258 男が知りたい女のからだ　河野美香
- 1315 記憶力を強くする　池谷裕二
- 1323 マンガ　心理学入門　N・C・ベンソン　清水佳苗／大前泰彦＝訳
- 1391 ミトコンドリア・ミステリー　林 純一
- 1418 「食べもの神話」の落とし穴　髙橋久仁子
- 1427 筋肉はふしぎ　杉 晴夫
- 1435 アミノ酸の科学　櫻庭雅文
- 1439 味のなんでも小事典　日本味と匂学会＝編
- 1472 DNA（上）　ジェームス・D・ワトソン／アンドリュー・ベリー　青木 薫＝訳
- 1473 DNA（下）　ジェームス・D・ワトソン／アンドリュー・ベリー　青木 薫＝訳
- 1500 脳から見たリハビリ治療　久保田競／宮井一郎＝編著
- 1504 プリオン説はほんとうか？　福岡伸一
- 1531 皮膚感覚の不思議　山口 創
- 1551 現代免疫物語　岸本忠三／中嶋 彰
- 1626 進化から見た病気　栃内 新
- 1633 新・現代免疫物語「抗体医薬」と「自然免疫」の驚異　岸本忠三／中嶋 彰
- 1647 インフルエンザ　パンデミック　河岡義裕／堀本研子
- 1662 老化はなぜ進むのか　近藤祥司
- 1695 ジムに通う前に読む本　桜井静香
- 1701 光と色彩の科学　齋藤勝裕
- 1724 ウソを見破る統計学　神永正博
- 1727 iPS細胞とはなにか　朝日新聞大阪本社 科学医療グループ
- 1730 たんぱく質入門　武村政春
- 1732 人はなぜだまされるのか　石川幹人
- 1761 声のなんでも小事典　和田美代子　米山文明＝監修
- 1771 呼吸の極意　永田 晟
- 1789 食欲の科学　櫻井 武
- 1790 脳からみた認知症　伊古田俊夫
- 1792 二重らせん　ジェームス・D・ワトソン　江上不二夫／中村桂子＝訳
- 1800 ゲノムが語る生命像　本庶 佑
- 1801 新しいウイルス入門　武村政春
- 1807 ジムに通う人の栄養学　岡村浩嗣
- 1811 栄養学を拓いた巨人たち　杉 晴夫
- 1812 からだの中の外界　腸のふしぎ　上野川修一
- 1814 牛乳とタマゴの科学　酒井仙吉

ブルーバックス　医学・薬学・心理学関係書（II）

ブルーバックス　医学・薬学・心理学関係書（III）

ブルーバックス　食品科学関係書

1231 「食べもの情報」ウソ・ホント　髙橋久仁子
1240 ワインの科学　清水健一
1341 食べ物としての動物たち　伊藤　宏
1418 「食べもの神話」の落とし穴　髙橋久仁子
1435 アミノ酸の科学　櫻庭雅文
1439 味のなんでも小事典　日本味と匂学会＝編
1614 料理のなんでも小事典　日本調理科学会＝編
1807 ジムに通う人の栄養学　岡村浩嗣
1814 牛乳とタマゴの科学　酒井仙吉
1869 おいしい穀物の科学　井上直人
1935 日本酒の科学　和田美代子　髙橋俊成＝監修
1956 コーヒーの科学　旦部幸博
1972 「健康食品」ウソ・ホント　髙橋久仁子
1993 チーズの科学　齋藤忠夫
1996 体の中の異物「毒」の科学　小城勝相
2016 お茶の科学　大森正司
2044 日本の伝統　発酵の科学　中島春紫
2047 最新ウイスキーの科学　古賀邦正
2051 「おいしさ」の科学　佐藤成美
2058 パンの科学　吉野精一
2063 カラー版　ビールの科学　渡　淳二＝編著

2105 麺の科学　山田昌治
2173 食べる時間でこんなに変わる 時間栄養学入門　柴田重信
2191 焼酎の科学　鮫島吉廣／髙峯和則

ブルーバックス　趣味・実用関係書（I）

ブルーバックス　趣味・実用関係書（Ⅱ）

1696 ジェット・エンジンの仕組み　吉中　司
1707 「交渉力」を強くする　藤沢晃治
1725 魚の行動習性を利用する釣り入門　川村軍蔵
1773 「判断力」を強くする　藤沢晃治
1783 知識ゼロからのExcelビジネスデータ分析入門　住中光夫
1791 卒論執筆のためのWord活用術　田中幸夫
1793 論理が伝わる　世界標準の「書く技術」　倉島保美
1796 「魅せる声」のつくり方　篠原さなえ
1813 研究発表のためのスライドデザイン　宮野公樹
1817 東京鉄道遺産　小野田　滋
1847 論理が伝わる　世界標準の「プレゼン術」　倉島保美
1864 科学検定公式問題集　5・6級　竹内　薫＝監修　桑子　研／竹田淳一郎
1868 基準値のからくり　村上道夫／永井孝志　小野恭子／岸本充生
1877 山に登る前に読む本　能勢　博
1882 「ネイティブ発音」科学的上達法　藤田佳信
1895 「育つ土」を作る家庭菜園の科学　木嶋利男
1900 科学検定公式問題集　3・4級　竹内　薫＝監修　桑子　研／竹田淳一郎
1910 研究を深める5つの問い　宮野公樹
1914 論理が伝わる　世界標準の「議論の技術」　倉島保美
1915 理系のための英語最重要「キー動詞」43　原田豊太郎
1919 「説得力」を強くする　藤沢晃治

1926 SNSって面白いの？　草野真一
1934 世界で生きぬく理系のための英文メール術　吉形一樹
1938 門田先生の3Dプリンタ入門　門田和雄
1947 50ヵ国語習得法　新名美次
1948 すごい家電　西田宗千佳
1951 研究者としてうまくやっていくには　長谷川修司
1958 理系のための法律入門　第2版　井野邊　陽
1959 図解　燃料電池自動車のメカニズム　川辺謙一
1965 理系のための論理が伝わる文章術　成清弘和
1966 サッカー上達の科学　村松尚登
1967 世の中の真実がわかる「確率」入門　小林道正
1976 不妊治療を考えたら読む本　浅田義正　河合　蘭
1987 怖いくらい通じるカタカナ英語の法則　ネット対応版　池谷裕二
1999 カラー図解　Excel「超」効率化マニュアル　立山秀利
2005 ランニングをする前に読む本　田中宏暁
2020 「香り」の科学　平山令明
2038 城の科学　萩原さちこ
2042 日本人のための声がよくなる「舌力」のつくり方　篠原さなえ
2055 理系のための「実戦英語力」習得法　志村史夫
2056 新しい1キログラムの測り方　臼田　孝
2060 音律と音階の科学　新装版　小方　厚